21世纪高等医学院校教材

供医疗美容技术、医学美容(本科、大专层次)各相关专业使用

美容医学咨询与沟通

主　编　刘　菡　尹卫民　唐　宁

副主编　张京伟　赵　琼　陈婷婷

作　者　(以姓氏笔画为序)

王　铮(江苏广播电视大学文化艺术系)

尹卫民(南方医科大学)

刘　菡(东南美容专修学院)

刘家荣(江西上饶医学整形美容研究所)

何　伦(东南大学医学人文学系)

陈婷婷(湖南省湘潭市中心医院)

张京伟(东南美容专修学院)

赵　琼(北京伊美尔幸福医院)

夏雪敏(东南大学人文学院)

唐　宁(南京市卫生学校)

刘艾明(广州医学院)

科学出版社

北　京

内 容 简 介

本书是医疗美容技术、医学美容专业系列教材之一，内容包括美容咨询概述、美容医学沟通设计与咨询、咨询接待礼仪、人际沟通的态度与影响因素、语言交流原理与说话艺术、电话咨询与沟通、非语言系统沟通、会谈沟通咨询、冲突关系中的沟通、医疗美容纠纷原因与防范 10 个章节。

本书适用于医疗美容技术、医学美容专业的本、专科学生，也可以作为临床美容医学工作者的参考用书。

图书在版编目(CIP)数据

美容医学咨询与沟通/刘菡，尹卫民，唐宁主编．—北京：科学出版社，2006. 8

21 世纪高等医学院校教材

ISBN 978-7-03-017725-4

Ⅰ. 美… Ⅱ. ①刘…②尹…③唐… Ⅲ. 美容术-咨询-医学院校-教材 Ⅳ. R622

中国版本图书馆 CIP 数据核字(2006)第 083992 号

责任编辑：夏 宇 李 君／责任校对：陈丽珠

责任印制：赵 博／封面设计：黄 超

科学出版社 出版

北京东黄城根北街 16 号

邮政编码：100717

http://www.sciencep.com

三河市骏杰印刷有限公司印刷

科学出版社发行 各地新华书店经销

*

2006 年 8 月第 一 版 开本：787×1092 1/16

2025 年 11 月第二十五次印刷 印张：6 1/2

字数：146 000

定价：29.80 元

（如有印装质量问题，我社负责调换）

医疗美容技术专业教材建设专家委员会
委员名单

序

2004 年 5 月 20 日，中华人民共和国卫生部、中华人民共和国教育部联合发布的卫科教发[2004]167 号文件《关于印发〈护理、药学和医学相关类高等教育改革和发展规划〉的通知》，对我国本科及高职高专的“医疗美容技术”教育有了明确的要求；2005 年 4 月，教育部又将“医疗美容技术”教育正式列入了大学本科教育目录。从而开启了紧闭多年的一个特殊专业教育事业的大门，这是我国美容医学教育事业的一次飞跃，也是我国美容医学事业发展的一个新台阶。

根据教育部有关部门的统一部署，科学出版社和中华医学会医学美学与美容学分会在有关高校的支持下，抓住机遇，适时地组织编写这套全国统编教材，可喜可贺！

本系列教材分为《医学概论》、《人体美学解剖学》、《美学与医学美学》、《美容药物学》、《美容化妆品学》、《美容医疗技术》、《美容外科与护理技术概论》、《美容皮肤治疗技术》、《美容牙科技术》、《中医美容技术》、《美容营养学》、《美容心理学》、《美容医学伦理学》、《美容医学艺术与形象设计》、《美容医学咨询与沟通》、《医用化学》、《美容医学微生物学与免疫学》及《美容医学英语》共 18 部。每部教材本身都力求其自身学科内涵之丰富、外延之完整，因此，各部之间难免有些内容的合理交叉。这既是各部教材的内在规律所决定，也是学科阶段性发展过程中的必然。

本系列教材各部的主编和部分副主编，大都选自于有多年办学经验高校的专业教师，有些难以在有多年专业办学经验的高校中选定，也从其他高校的较高专业水平的教师中选定。他们都是在本课程的教学实践和科学研究方面取得突出成就的中青年学者，他们在这次教材编写过程中表现了较高的积极性、经受了锻炼、探索了经验、展示了才华，这是值得庆幸的！

任何事物都是一分为二的。由于种种原因，本系列教材不可能是完美无瑕的，作者们欢迎各用书院校和广大读者的批评帮助，他们一定会十分感激。

中华医学会医学美学与
美容学分会主任委员

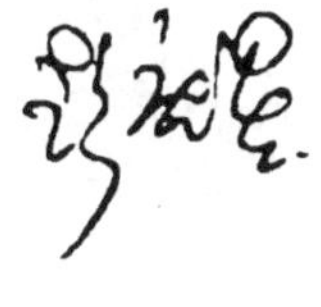

2006 年元旦

前　言

党的二十大报告指出“人民健康是民族昌盛和国家强盛的重要标志。把保障人民健康放在优先发展的战略位置，完善人民健康促进政策。”贯彻落实党的二十大决策部署，积极推动健康事业发展，离不开人才队伍建设。“培养造就大批德才兼备的高素质人才，是国家和民族长远发展大计。”教材是教学内容的重要载体，是教学的重要依据、培养人才的重要保障。

美容医学咨询与沟通是美容医学专业教育的一门重要课程，有很强的实用性。过去的美容医学教学规划中，没有将这门课程列入正式计划，随着美容医学实践的进一步加深，广大美容医学工作者越来越意识到美容医学咨询与沟通知识和技能的重要性，因此，在本系列教材中，将《美容医学咨询与沟通》正式列入了出版计划，这是值得庆幸的事。

这本《美容医学咨询与沟通》教材是在南京东南美容专修学院所编写的、内部使用的《美容医学咨询教程》基础上修改编成。参加编写的人员有医学美学学者，有医患沟通课专业教师，还有不少美容医学临床工作者，由于他们的积极参与，使得本教材既有一定的理论性，又有较强的实践性。

《美容医学咨询与沟通》教材的编写，还是一个比较新的工作，国内尚没有同类教材，因此编写者感到了理论与经验的不足，编写过程中的疏漏在所难免，希望广大读者提出宝贵意见，以便再版时修正。

编　者

2023 年 7 月 20 日

目 录

第一章 美容咨询概述 ………………… (1)
第一节 咨询与咨询学概念 ……… (1)
第二节 美容医学咨询的意义与作用 …………………………… (2)
第三节 美容医学咨询的学科基础 ………………………………… (5)
第四节 美容医学咨询的原则与基本点 ……………………… (6)
第五节 美容医学咨询的程序与管理 ………………………… (8)
第六节 美容医学咨询的流程与方法 ………………………… (9)
第二章 美容医学沟通、设计与咨询 ……………………………… (11)
第一节 人际沟通学与咨询 ……… (11)
第二节 美容医患关系概述 ……… (14)
第三节 美容医学与临床沟通学 ………………………………… (16)
第四节 医学美学设计与咨询 ………………………………… (17)
第三章 咨询接待礼仪 ……………… (20)
第一节 礼仪的概念与意义 ……… (20)
第二节 第一印象与礼仪 ………… (21)
第三节 咨询师职业形象与仪表美 ………………………………… (23)
第四节 职业体态礼仪 …………… (25)
第五节 服务礼仪的基本规范 …… (30)
第四章 人际沟通的态度与影响因素 ……………………………… (32)
第一节 人际沟通关系与态度 ………………………………… (32)
第二节 人际沟通关系的影响因素 ………………………………… (33)
第三节 人际沟通的一般原理 ………………………………… (35)
第四节 人际沟通的社会心理原理 ………………………………… (36)
第五节 人际沟通基本类型 ……… (38)
第六节 人际沟通的原则与技巧 ………………………………… (40)
第五章 语言交流原理与说话艺术 ……………………………… (43)
第一节 语言交流基本原理 ……… (43)
第二节 语言交流的技巧 ………… (44)
第三节 沟通语言的原则 ………… (45)
第四节 医患沟通的语言误区 ………………………………… (46)
第五节 说话的艺术与能力 ……… (50)
第六章 电话咨询与沟通 ………… (54)
第一节 电话沟通的作用与礼仪 ………………………………… (54)
第二节 电话咨询的原则与技巧 ………………………………… (56)
第三节 电话咨询的程序、记录与回访 ……………………………… (57)
第七章 非语言系统沟通 ………… (59)
第一节 非语言沟通系统 ………… (59)
第二节 人际沟通的距离与位置 ………………………………… (62)
第三节 人际沟通的空间环境 ………………………………… (66)
第四节 微笑在服务沟通的作用 ………………………………… (67)
第八章 会谈沟通咨询 …………… (71)
第一节 会谈的种类与程序 ……… (71)
第二节 会谈的基本技能 ………… (74)
第三节 会谈能力进行综合性的自我评价 …………………… (81)
第九章 冲突关系中的沟通 ……… (82)
第一节 与具有对抗性行为者的

沟通 …………………………（82）
第二节 与情绪失控者交谈的案例与评析 …………………………（84）
第三节 与不讲理者的沟通策略 …………………………（85）
第四节 平息人际冲突的能力测定 …………………………（87）
第十章 医疗美容纠纷原因与防范 …………………………（89）
第一节 美容医患关系冲突 ………（89）
第二节 美容医学纠纷的心理与沟通原因 ……………………（91）
第三节 美容医疗纠纷的预防 …………………………（93）
参考文献 …………………………（96）

第一章

美容咨询概述

美容医学除了作为一种现代医学技术以外，同时还具有较强的人文性、艺术性和社会性。美容医学的人文性表现之一就在于美容医学必须通过咨询，与求美者有效地沟通，才能达到美容医学塑造美的目的。因此，美容咨询不仅仅是美容医学工作者的必要知识，也是合格的美容工作者的临床技能。本章将概括介绍美容咨询的概念、地位以及作用。

第一节　咨询与咨询学概念

"咨询"一词使用十分广泛。根据咨询使用的不同范围，概括论述咨询学概念、咨询产业，以及咨询技能。

一、作为一门学科的"咨询"

咨询(consult)一词来源于拉丁语 consultatio，基本涵义是商讨或协商，因而也具有考虑、反省、深思、忠告、交谈等意思。如果给咨询一个定义，大致应该是：有关以人际交流为基础的，为达到特定目的而进行的信息沟通过程。

咨询学是专门研究咨询的一门人文社会学科，是以人际交流学、心理学、信息学、管理学，以及不同专业(如医学、美容、经营、教育)等学科为基础的，为达到特定目的的信息有效沟通的过程。

一般将其归类于管理学门下，以下是国内学科分类的目录，从中可以看到咨询学主要内容以及学科归属。

C93 管理学

C932 咨询学

C932.2 咨询方法与咨询技术

C932.4 咨询管理

C932.6 咨询服务

C932.8 咨询业

C932.9 专科咨询学

国内有关咨询学教育尚不够发达，目前少有咨询学本科与硕士专业。国外咨询学科相对发达，并有许多院校开设本科与硕士生教育项目。例如，澳大利亚邦德大学在健康科学院下设行为管理研究生高级文凭、咨询学研究生高级文凭、咨询学硕士、健康学博士等课程；英国利兹大学约克·圣约翰学院(York St. John College of the University of Leeds)本科专业就设有咨询学、口语及非口语交流学等专业。

二、作为一个巨大行业的“咨询”

从现实意义上说，咨询是作为一个行业存在于社会生活之中的。作为普通人能够感受的咨询行业的突出事例是“心理咨询”，目前我们能够看到的主要是管理咨询，主要服务于各类企业，为企业高效运行提供经营管理咨询服务。出国留学咨询是一个十分火热的领域，为求学者提供留学咨询服务，同时也扮演中介角色。健康咨询是一个正在兴起的行业，随着人们对自身健康的重视，健康咨询必然广泛进入人们的生活。

三、作为一种技能的“咨询”

美容医学咨询是医疗美容服务的重要组成部分，也是医疗美容从业人员所必须掌握的一项基本技能。

美容是以医学与艺术为母体学科的应用技术类行业，其特点是涉及的知识面极其广泛。现在我们以专业的美容服务为例。对于一个专业美容机构来说，最高层次的专业人员就是“美容顾问(导师)”，实际上最重要的工作就是与顾客的沟通与交流。因此，“动嘴的美容师比动手的美容师要高一个档次”，原因就在于对于专业美容来说，美容操作规程固然需要训练，但是一个合格的美容顾问的训练更为复杂，对她们的知识与技能要求更高。具体说来有以下一些方面：

能够与顾客有效地沟通？

能否取得顾客的信任？

能否针对顾客的问题，给予准确的答复？

能否针对顾客的具体要求给予满足？

能否根据顾客求美的需要给予专业化的解释？

能够有意识地教育顾客？

能否给予有关美学知识的全面解释？

能否对顾客进行必要的心理咨询服务？

我们说专业美容顾问是一个专业美容机构的核心成员，那么对于医疗美容机构又如何呢？其实，从本质上说，医疗美容机构与专业美容机构一样，均是为顾客提供美的服务，只不过“美容咨询专业人员”要比“专业美容顾问”无论知识还是技能方面，要更复杂一些，要求更高一些。

第二节　美容医学咨询的意义与作用

一、美容医学咨询的意义

1. 咨询是美容服务的首要环节　美容医学服务是面对求美者的服务，是人与人的交流。与其他服务性行业一样，人际沟通成为服务的基本技能。就美容医学临床过程来说，审美心理沟通、审美观念交流、医学美容技术应用的效果与并发症等，均是交流沟通的重要内容。可以说，美容医学咨询是医疗美容服务的起点。

2. 咨询应贯穿医疗美容服务的始终　医疗美容服务从美容医学咨询开始,并贯穿始终。美容医学咨询工作应该成为任何一个医疗美容机构服务管理工作的一个主要线索。

电话咨询

↓

面对面咨询

(接待咨询→咨询师咨询→医生咨询→专家咨询)

↓

手术过程中咨询

(医生把关,必要的交代,疼痛,并发症)

↓

术后咨询

(顾客回访,不是消极等待,而是有计划地进行)

3. 咨询对医疗美容效果起重要作用　美容在于感觉良好。美容医学的根本目的是受术者的感觉良好。美容医学咨询对于美容医学最终的效果,起着积极的促进作用。具体可以通过以下一些环节来保证美容手术的效果:

(1) 通过选择合适的求美者与美容医学方法,达到理想的结局。面对什么人?有什么样的需要?选择什么样的技术?何时是最好的手术时机?等等因素,都必须全面考虑,才可能产生较好的美容医学效果。没有多因素的综合考虑,就不可能有最理想的结果。

(2) 通过术前咨询,在最低限度影响求美者手术愿望的前提下,尽可能降低求美者的期望值,从而达到提高求美者对手术效果的满意率。

(3) 通过术后咨询对求美者实施积极的心理暗示,从而提高自身积极的体像,获得满意的效果。

(4) 通过回访安慰性与解释性的咨询,打消求美者的疑问与顾虑,获得安全感与亲切感,从而获得良好的效果。

在临床医学有一句俗话"三分治疗,七分护理",将此话套用到美容医学,完全可以说"三分手术,七分咨询"。没有有力的咨询服务,手术无法顺利进行;没有周到的咨询,手术不会达到最佳效果;没有细致的咨询,就难免产生纠纷。

4. 咨询是医疗美容营销的主要手段　咨询就是营销或销售。许多工商机构均是利用咨询为手段完成销售任务的。对于美容医学来说,美容医学咨询就是医疗美容服务的销售。作为高度商业化的美容医学,没有应对美容医学市场的能力是不可能取得成功的。应该说,对美容机构而言,美容医学咨询人员是第一线的"推销员"。按营销学的基本要素来分析,美容咨询专业人员应该具备如下的基本营销素质:

市场

(理解美容医学市场、了解市场热点与特点)

↓

需要-需求

(熟悉求美者的审美需要、能挖掘求美者需求、理解求美者心理)

↓

如何积极发现与尽力满足需求

(发现需求能力,并用必要的技巧达成交易)

5. 咨询是防止纠纷发生的关键　医疗美容是临床医学中纠纷发生比较多的一个领域。除了美容医学的对象是一个心理问题比较多的群体这一客观原因以外,美容医学服务工作中,咨询工作不到位是一个重要的因素。

认真分析一些纠纷发生的原因,其中由于咨询的沟通、交流不足而导致的非技术性原因是主要的因素。求美者由于心理因素导致的纠纷从根本上说,还是沟通不够造成的。比如,术前夸大其词地描述手术的效果与手术的无痛,是最常见的沟通因素导致纠纷的原因。有时候,好话说过头了就不一定是好话了。

从消极的意义上说,为了防范纠纷发生,最好把问题交代得越清楚越好。这样术后问题会少一些,但是很大程度上会影响美容医学服务的销售。其实,这应该是称职的美容咨询专业人员的高超咨询技能所在。对于合理美容医学咨询来说,态度应该是积极的,说话一定是小心谨慎的。考核专业美容咨询专业人员时,不会说好话,就不及格;好话说过了同样也不及格。懂得信息传递的适应性,不良信息要缓慢沟通,可以打分 70;关键的话要在关键的时候说,打分 80;当完成了整个手术,尽管技术上有难免的缺陷,但求美者仍然基本满意时,一个美容咨询专业人员才可以获得 100 分。

二、美容医学咨询专业人员的作用

1. 医疗美容机构的人员组成　与绝大部分企业一样,医疗美容机构的人员组成不外乎管理人员、技术人员、销售人员组成。医疗美容机构不论大小,也主要有这三类人员:

(1) 管理人员:门诊部主任、助理、秘书、会计、出纳。

(2) 技术人员:专家、专科医师、助理医师、护士、美容技师、美容医学咨询专业人员。

(3) 营销人员:美容医学咨询专业人员;市场策划、总监、经理、推销员。

美容医学咨询不仅仅是一个重要的工作岗位,而且成熟的美容医学机构均有该类专职人员。即使没有专职人员,也有其他的技术人员或销售人员兼顾此项工作。随着美容医学事业的不断发展,作为专职人员的美容医学咨询师将进一步确立。

2. 美容咨询专业人员的作用与地位

(1) 美容咨询专业人员的双重身份:在上述人员组成中,可以看到“美容咨询专业人员”在两个门类的人员设计中都有。这并不是人为的设计,而是实际工作的需要。一方面,“美容咨询专业人员”属于专业技术人员,他们一般由护士、医生职称的人承担,其中熟悉美容医学技术是必须的基础;另一方面,从营销学角度说,“美容咨询专业人员”实际是身处第一线的“销售员”,他们的销售能力如何,直接关系到机构的服务质量、技术水平以及营销业绩。

(2) 美容咨询专业人员的不可或缺性:“美容咨询专业人员”这个岗位在医疗美容机构是不可缺少的,不管美容医学机构是否意识到,实际上均存在这样一个位置。许多美容医学机构没有意识到这个岗位的重要,常常是一般护士或医生兼任。在这里用一个形象化的比喻来说明这个岗位的重要性:假如一个公司除了老板,只有一个编制,那么这个编制一定是一个秘书,秘书可以传达信息,联系客户,公司就能运转;假如一个美容诊所除了医生(兼老板),只有一个编制时,一定是一个美容咨询专业人员,用来接待顾客,联系医生,兼顾管理。由此可见,美容医学咨询师岗位的重要性。

(3) 美容咨询专业人员是最缺乏的医疗美容人才:作者考察过许多一般的医疗美容机构,发现“美容咨询专业人员”是最缺乏的人才,而所谓的“专业美容整形医师”更为缺乏。

当然这里说的是真正合格的“美容咨询专业人员”。许多医疗美容机构的负责人还没有意识到这类人员的重要性,多数机构在这个岗位上安排的一般是护士或医师。他们缺乏专门训练,做起咨询工作总缺乏系统性、完整性。当然还有些机构为了提高销售业绩,聘请一些所谓的“美容顾问”,这些人员由于有过美容院工作的经历,有比较好的销售能力,但是由于缺乏必要的美容医学基础知识,咨询过程常会有漏洞。

“美容咨询专业人员”缺乏,最重要的是没有经过专业培养途径。目前从事美容咨询工作的人员多是凭经验为主,半路出家。因此,精选人才,专门培养,是解决“美容咨询专业人员”缺乏的主要途径。

3. 美容咨询专业人员的层次　“美容咨询专业人员”是一个专业系列,有较高的职业标准。根据实际工作的需要,可以分为三个层次。

(1) 初级美容咨询专业人员:可以完成一般意义上的咨询接待工作。例如,完成咨询电话、一般咨询接待、基本的美容医学技术咨询工作等。绝大部分医疗美容机构均有此类咨询师,或者以护士替代该工作“角色”。

(2) 专业美容咨询人员:这里使用的“专业美容咨询人员”是指经过系统的美容咨询专业人员的训练,能够独立完成顾客接待,进行容貌美学分析与评价,熟悉心理咨询的方法,能够把握求美者的心理,与他们进行有效的沟通,精通美容医学技术咨询,取得求美者信任,并签订同意书、安排有关的医生手术等。总之,能够全面完成美容医学咨询工作。

(3) 高层美容咨询专业人员:除了具备了专业咨询师知识与技能,还具有了医学美学艺术设计、整形形象设计,以及技术组合整体应用的知识与技能,能够提供最佳的咨询效果。

第三节　美容医学咨询的学科基础

一、美容医学咨询与沟通学

沟通学是美容医学咨询最为重要的基础课程,因为美容医学咨询的过程,就是与求美者沟通的过程。成功的美容医学一定是成功的沟通学。没有良好的沟通,再好的美容医疗技术都没有用武之地。成功的技术实施并不一定有成功的结果,而造成这种情况的多数原因是沟通出了问题。

美容医学咨询涉及许多信息的传递,审美信息、技术信息、心理信息等,没有精密的沟通程序与技能,很难圆满地完成美容医学的任务。

二、美容医学咨询与身体美学

美容医学的基本任务是塑造人的身体与容貌美,因此,必须以容貌美学与身体美学为基础。不懂得身体与容貌美学的基本原理,没有能力对人的容貌与身体进行基本的评价,就无法从事美容医学的咨询工作。

三、美容医学咨询与美容医学技术

美容医学咨询与美容医学技术的表面区别在于一个动嘴,一个动手。其实对于一个合格的美容医师来说，这两者均十分重要。一个优秀的美容医师应该具备操作与叙说能力。对于专业美容医学咨询工作，看起来不像主刀医生那样具体操作，但是应该如同美容医生一样熟悉医疗美容的技术操作过程中的每一细节。这就是说，美容医学咨询对美容医学技术知识的掌握，不应该仅仅局限于书本上的教条，而应该更为实际地掌握。我们常常说，百闻不如一见，美容咨询师应该实际地掌握任何一种美容医学技术的适应证、并发症、可能遇到的问题，以及实际效果。只有精确地掌握，咨询过程中才可能令求美者信服。

四、美容医学咨询与心理学

有经验的美容医学工作者都知道，求美者是心理问题比较多的一个群体。没有美容心理学与医学心理学知识，美容医学咨询不可能是一个完整的咨询。再说，美容医学表面是在塑造人的外表形象，从本质上说是解决求美者对自己形象的感受，通俗地说：寻求自己对自己的良好感觉！从这个意义上说，不论手术的成功与失败，均与人的心理感受有关。在评价手术效果时，并不那么客观，求美者的感觉成为一个最为主要的因素。

五、美容医学咨询与营销学

美容医学的服务不仅仅是一种技术服务，同样也是一种销售服务。也就是说，美容医学的人际关系不仅仅是医患关系，同时也是销售关系，是销售者与消费者的关系。如何建立成功的销售关系，必须借助于营销学的知识，因此，做好美容医学咨询工作，还必须学习营销学的知识，培养推销意识与销售技巧。从营销学角度上说，纵然有再好不过的塑造美丽的技术，但是没有人愿意接受你的服务，那么这种技术有何用武之地，又如何证明是一个好技术呢？

第四节　美容医学咨询的原则与基本点

一、美容医学咨询的基本原则

美容医学咨询应该贯彻一个统一一致的原则。从目前医疗美容市场上的情况来看，有两种极端的表现，一是商业至上的原则，从广告到现场咨询，一味用鼓动性的语言，话专门拣好听的说，甚至该交代的副作用一概不说，引诱求美者上钩；另外一种是过分的、保守的态度，以严格的医学技术原则为准，不讲究说话的艺术。前者可能揽到更多的手术，但是后期问题也多；后者尽管问题少得多，但手术数量也自然会少。

美容医学咨询的正确态度应该是商业原则、美学原则、医疗原则相统一的原则。

美容医学服务既然已经成为了商业化的医疗服务的一部分，就不能不顾及商业准则与原理。如何使医疗美容效益最大化，必然是每一位从业人员必须考虑的事情。问题是商业原则不能成为唯一的原则，必须与美学原则和医疗原则之间形成一种平衡关系。在医疗美容高度市场化的今天，我们经常可以看到一些医疗美容机构，以伤害求美者的利益来赚取自己的经济利益的现象。可以确信，这种行为是一种短视行为，如此长期下去，必然损害医学美容行业自身的长远利益。

能不能给求美者带来美丽是医疗美容从业人员首先应该考虑的事情。在求美者身上实现美的价值，同时实现自己的商业价值是我们从事美容医学事业的根本。

求美者的美丽是以专业人员高超的技术水平来完成的，从这一意义上说，美容医疗技术是医疗美容竞争的核心生产力。问题是技术本身并不是商品，更不等于美丽。因此，具备美学的眼光是医疗美容服务中不可以缺少的。

最后要强调的是：医学原则是美容医学实践的底限原则。该原则强调医疗美容服务必须建立在医学科学基础之上，要尽可能地保证求美者的安全与无伤；其次，在与求美者沟通的时候，不能只为了手术，而忽视必要的医学解释。

二、美容医学咨询的基本要求

1. 通俗的专业化语言　美容医学专业人员与求美者的对话绝大多数情况下是专业人员与非专业人员的对话，应该从求美者立场与信息最佳传递方式的立场出发，使用"通俗的专业化语言"。所谓"通俗的专业化语言"是指应该用求美者听得懂的语言，但又不能完全是口语化的言辞，符合咨询师专业者的身份。一个好的咨询师，心中好比有一部"美容医学科普读物"，出口成章，如此才能取信于求美者。

2. 居高临下的亲切　美容医学既与临床医学相似，又不同于临床医学的其他科室。传统的临床医生总喜欢以专家学者自居，对患者发号施令。咨询者或美容医生绝不能采取这种家长式的医患关系模式。应该与求美者建立亲密的关系，但又不可以失去一种专家的身份。因此，我们主张的关系应该是一种"居高临下的亲切"。

3. 投其所好的建议　美容的需要并不是一个非常客观化的需要。洞察求美者的审美需要，是每一位咨询师最基本的能力。这里需要注意的是不能总以客观的或咨询者的审美观来理解求美者的审美需要。必须首先尊重求美者的审美偏爱，在"投其所好"的前提下，讨论手术的可能与不可能。

4. 积极肯定的回答　美学的态度是一种积极的态度，也是美容医学咨询者的基本态度。对于求美者的问题，应该客观回答，但也要考虑到非专业人员对一些医学术语理解的困难。例如，"肉毒素"除皱是一种十分安全的微创除皱方法。但是对于"毒"字，求美者难免有恐怖心理，自然应该回避提及，而使用"生物制剂"替代，既符合医学名词规范，又避免客人误解。此外，在解释其原理时，选用药物"舒缓肌肉"，而不用"肌肉麻痹"，又是一个十分真实的例子。道理正如上面提及到的是一样的。

5. 缓慢的适时的交代　美容医学是一种有伤性塑造美丽容貌的方法。对于美容医学"伤害性"的关注，也是求美者的一种十分普遍的心态。如何交代手术的损伤与痛苦，是一个十分专业的沟通咨询课题。没有交代与解释是违反医学道德原则的，同时也有可能带来以后的麻烦。交代此类问题切忌开门见山的直来直去方式，基本原则是"缓慢的、适时的交代"，话不可以一次说完，除非求美者马上就要下手术台。

6. 全程咨询服务的理念　咨询服务应该贯穿医疗美容服务的始终。有许多对咨询服务的不完整理解，以为仅仅是医疗美容服务的开始才需要咨询，其实，对求美者的服务总是以咨询相伴随的。因此，应该树立全程咨询的理念，并制定出一整套连续的制度，保证咨询工作的质量，从而提高医疗美容服务的质量，实现最大的效益。

第五节　美容医学咨询的程序与管理

一、美容医学咨询的程序与要求

1. 美容医学咨询的程序　一般程序应该包括：电话咨询、面对面咨询、手术过程中咨询、术后咨询等4个环节。

电话咨询

↓

面对面咨询

（接待咨询→咨询师咨询→医生咨询→专家咨询）

↓

手术过程中咨询

（医生把关，必要的交代，疼痛，并发症）

↓

术后咨询

（顾客回访，不是消极等待，而是有计划地进行）

2. 美容医学咨询的环节与要求

（1）电话咨询：是美容医学咨询的第一个环节，商业化原则：领进门，简洁、肯定、积极、回避或含糊问题、价格、损伤、效果等。

（2）面对面咨询：应该遵循美学与技术原则，争取评价可能的效果，发现新的问题，并提供解决问题的可靠方法。

（3）手术过程中咨询：应该贯彻严密的医学原则，在求美者上台之前，该说的此刻一定要交代，包括疼痛问题也应该打预防针式地与求美者沟通，防止可能出现的问题。

（4）术后咨询：术后咨询并不比术前简单，因为术后求美者经历了手术的痛苦，而且由于是术后，伤口疼痛、局部组织肿胀等原因，求美者心情会受到影响，也会有许多疑惑。因此，必须十分重视术后的咨询。有些美容医师为了避免求美者的误解，常常由自己担任术后的咨询工作。这一方面说明术后咨询的复杂性，也说明术后咨询的重要性。术后咨询的主要内容是关于手术本身的问题，往往需要较为丰富的临床经验才能够胜任。

二、美容医学咨询的管理

1. 咨询管理的基本任务　机构管理的核心任务是提高效率，要在严密性与有效性方面下工夫。就美容医学咨询的性质来说，是销售的一个最重要的环节，也是技术性极为明显的岗位，当然也是机构管理的一个重要组成部分。首先应该高度重视咨询工作，其次是制订一些有效的制度来规范咨询工作。与咨询相关的规范与制度有：

（1）电话咨询记录册。

（2）电话咨询规范用语。

（3）咨询师业绩奖励制度。

（4）求美者常见问题的规范问答手册。

（5）各项美容技术规范问答手册。

（6）心理诊断规则。

（7）心理测试与咨询规范。

（8）术后回访制度。

（9）术后回访登记册。

（10）咨询案例分析讨论会。

2. 专业分工与全员的配合　美容咨询专业人员的咨询与全员咨询的配合形成一种相互作用的合力，是美容医学咨询管理的一项关键性工作。

（1）不应该将咨询工作当作是专业咨询师一个人的工作，而应该看做一个机构的工作，制订一整套方案，分工合作。

（2）咨询师除了做好本职的咨询工作以外，必须对整个咨询过程的各个环节提出建设性的意见，由机构负责人协调一致。

（3）咨询的各个环节应该密切配合，统一口径，防止相互矛盾的解释说明。特别是咨询本身就是一个循进的过程，不同的过程，沟通的程度与内容均不同，如果不能协调一致，很可能出现问题。

第六节　美容医学咨询的流程与方法

一、咨询的基本流程

1. 咨询的基本流程与任务　美容医学咨询的一般流程与任务为：

接待

（问候、引导、一般介绍）

↓

美容咨询专业人员

（专业咨询、确定手术、交纳预付金、确定医生）

↓

医生咨询

（专业咨询、进一步确定手术方案、签署自愿书、交代手术可能的问题）

2. 咨询的循序渐进流程　“咨询的循序渐进流程”有一点类似防御性战场上的“防线”，咨询不可能一次完成，应该避免工作的不到位，或求美者对专业人员的偏见，应该让其会见更多的专业人员，从而保证咨询的成功。每一个环节除了力争咨询成功外，不论何种原因的咨询受挫时，均有责任将求美者向下一个环节输送。

美容咨询专业人员

（力争确定手术；顾客有疑虑时或技术问题无法回答时）

↓

专科医生

（专业咨询、确定手术；求美者犹豫不定时输送给下一个环节）

↓

专家/门诊主任

（专业咨询、进一步沟通，力争病人的合作）

3. 咨询的个人负责制　美容医学咨询是一个专业性很强,个性化十足的服务,采取咨询责任制一方面可以调动美容咨询专业人员的积极性,也容易为求美者提供前后一致的咨询服务。因此,如果咨询人员充足的情况下,可以采用个人责任制的方式,让美容医学咨询对特定的顾客全程负责。

二、咨询的基本交流方法

1. 咨询交流技巧　接待求美者并与之进行沟通是视觉审美的先声。必须在较短时间内使求美者产生亲切感、信任感,才有可能使审美操作一步一步地在求美者的配合下顺利进行。对于不同层次、职业、年龄,乃至不同需求的求美者,我们不能采用传统的医患关系来接待,而应以亲切的、友人式的姿态出现,并采用灵活多变的接待技巧。

(1) 消除羞愧法:不少求美者,由于不同的原因,与医者首次接触时常羞于启齿流露出尴尬的表情,此时医者应热情、亲切,用诸如“爱美是正当的,到我们这里来的都是爱美的,不用难为情”等言语消除其羞愧心理,然后再逐步进行询问、交流,使气氛融洽、轻松。

(2) 由点到面法:从其要求改变的某一部位开始沟通,晓之于理,巧妙地延伸至相关部位,说明美的协调性与整体性,以得到其理解。

(3) 开诚布公法:不少求美者是抱着向医者进行全面讨教的心情前来就医的,我们可根据其年龄、文化、职业、需求高低,说明进行整体审美的意义,再逐步地进行全面的审美交流,取得其信任。

(4) 耐心倾听法:少数有审美心理偏执的求美者,她(他)们常喋喋不休地阐述其并不明显的缺陷,提出近乎难以达到的造美要求,我们必须保持极大的耐心,并予以同情理解,偶尔婉转地表达自己的观点,待其对医者较为信任后,再适可而止地阐述正确的审美观与审美标准,以取得其信任。

2. 熟悉求美者关心的问题　有些问题是求美者经常要问及的问题,必须根据各自机构的有关情况,专门写成咨询会话脚本,提供给每一位咨询师熟练记忆,并合理发挥。

(1) 手术大夫的职称、学历、专业水平、手术熟练程度及既往手术量等?

(2) 手术的原理和方法,手术可达到什么样的效果,手术效果可维持多久?

(3) 手术用什么材料,是国产还是进口的,材料是否对人体有害,能否被人看出或摸出?

(4) 手术需要多长时间,手术是否疼痛,采用什么麻醉方式,疼痛程度如何?

(5) 手术后愈合恢复需要多长时间,几天后才能正常上班而不致被人看出有任何手术迹象,是否需要住院治疗、住院几天等?

(6) 手术有无风险,是否有并发症,万一出现如何处理,是否免费处理等?

(7) 手术是否有合同书、保证书等?

(8) 手术前后有哪些注意事项及护理?

(刘　菡)

第二章 美容医学沟通、设计与咨询

临床医学、美容医学与沟通学是彼此相关的三个不同的学科。临床医学的人文学特征之一就是其实践中的医患沟通过程。可以说,沟通是临床医学的重要基础。作为临床医学组成部分的美容医学,由于其特定的目的与对象,与沟通学更有着密切的关系,美容医学咨询最为重要的基础与手段就是沟通学。本章将围绕这几个学科的相互关系,探讨美容医学的沟通与咨询。

第一节 人际沟通学与咨询

一、沟通与沟通学

沟通的英文为“communication”,是指意见及思想之交流,故也翻译为“交流”。人类进化过程,是不断克服非理性成分的过程,但是仍然保留着非理性因素,因此在自身的意见及思想中充满了错误、偏见、歪曲与误解。正因为如此,当代有一门专门研究人际沟通的学科,被称作“沟通学”。

沟通学是一门应用十分广泛的社会人文学科。时至今日,由于科技之发达,而沟通及反沟通之工具与方法日新月异,故加以研讨确属必要。

沟通之定义可就下述三种解释以明之:①沟通是利用语言、文字或符号,以沟通双方的思想和意见。②沟通是将个人的思想与意见,传达与他人之行动。③沟通是一项程序,借此程序,机构中之一分子,将其决定的意思,传达与另一分子。

综合上述各家解释,我们可以说:沟通是组织中间的一员,将组织活动所必需之意见或情报,传达与他人之行动。由此可见,除非一个人永远单独工作,要不然,凡有两个人以上共同活动的,就必然发生意见交流或沟通。现代任何一种组织体,都是集百千万人在一个组织目标下从事群体活动,部门林立,人员众多,意见沟通工作越来越占有重要地位,意见是否能有效沟通,往往决定人群关系与作业间配合连接的好坏,进而影响群体工作优劣或成败。

二、人际沟通的要素

为了理解人际沟通的定义和特征,我们先简要描述一下人际沟通的过程:某甲看到一个熟悉的面孔和身影,发现对方正是自己很想见到的好朋友某乙,于是她便产生了沟通的需要和愿望。她满面笑容地伸出双手,同时发出热情的问候语言。某乙见到好朋友也很高兴,并且嗅到某甲身上发出的香水味正是自己所熟悉并喜欢的,于是立即紧紧握住对方的双手,并报以热情的笑容和问候。

分析上面的这段很简单的沟通过程,便可知道人际沟通包含以下要素:

1. 引发沟通的客观事物　包括客观世界的各种现象、人的思想和行为表现,以及各种综合性整体事物等。这些事物、现象等反映在沟通者头脑中,便刺激他产生沟通的需要和愿望。前例中某甲所看到的熟悉面孔和身影,便是引发沟通的客观事物,没有它的刺激,沟通就不会产生。可见客观事物的刺激是产生沟通行为的前提和依据。

2. 信息发出者　信息发出者是沟通的主动方面。当他产生沟通的需要和愿望时,他必须将自己所受到的客观事物的刺激及自己的反应转化为对方可以理解的信息。这些信息是通过一系列有组织的信号——代码来表达的,因此信息的发出者又称编码者。前例中的某甲是信息的发出者。

3. 信息及其载体　信息是指沟通时所要传递和处理的对象,它必有一定的内容意义。信息是通过一定信号(如语言、微笑等)来显示的,这些信号又是按一定规则(如语法规则等)组织起来的,这种有组织并能表达一定内容意义的信号便是代码。信号和代码都是信息的载体。前列中某甲发出的笑容、问候的语言、身上的香水味及握手触摸等,都是一种信号,它们按照沟通双方认同的规则和方式组合起来,便成为负载了友好、问候、高兴等信息的载体——代码。没有信息及其载体(信号和代码),沟通便不会发生。

4. 沟通渠道及环境　沟通渠道是指信息传递的通道,也称信道。例如,声音是通过听觉渠道传递的,表情手势和文字影像等信息是通过视觉渠道传递的;另外,味觉、嗅觉和触觉也可以传递信息。在人际沟通中,信息往往是通过多渠道传递。而所有传递信息的渠道都离不开一定的环境,因而会受到各种环境因素的影响和干扰。前例中某甲和某乙之间的信息传递便动用了视觉、听觉、嗅觉、触觉等多渠道综合进行。他们之间沟通若是在人声嘈杂的车站、码头等环境中进行,就必须加大语言的音量,才能克服环境因素的干扰而顺利沟通。

5. 信息接受者　信息接受者是信息的收受方面。他在接受信息时必须先将信息发出者通过各种渠道传来的信息代码译为可理解的信息内容,方能接受信息,所以又被称为译码者。前例中某乙在沟通中所感受到的只是笑容、语音、香味和触摸等信号,至于这一系列信号所表达的是什么内容,是要靠某乙自己去领会和理解的,这便是译码。

6. 效果与反馈　效果是指沟通者传出的信息对于接受者所产生的影响。这种影响必会引起接受者的某种变化(反应),包括生理的、心理的、思想的或行为的改变等。不管这种改变是多么微小,有时从表面上看不出来(如某些心理反应等),但反应和改变是客观存在的。而这些反应和改变又会成为新的信息发出者,原来的信息发出者便转而成为反馈信息的接受者。在人际沟通中,信息发出者与接受者之间的角色互换是随时随地都会出现的,所以人际沟通才会是一个连续不断的过程。前例中的某乙从某甲发出的言语行为等信号编码中迅速解译出友好、问候、高兴等信息之后,立即以相同行为表现回报某甲,即发出了反馈沟通产生了效果。当某乙发出反馈信息给某甲时,实际上新的沟通又开始了;某乙的反馈信息同样会影响某甲,使他发生情感和行为的改变,人际沟通便如此不间断地继续着。

三、人际沟通的特征

根据人际沟通的过程及其定义,可以概括人际沟通具有如下特征:

1. 人际沟通必定发生在人与人之间　可以是两个人一对一的交谈,可以是一个人面向群体的演说,也可以是三人或三人以上交错式的讨论,还可以通过文学符号进行书面沟通,等等。总之,沟通是人际间的。

2. 信息是人际沟通的核心　通过沟通所传递的信息可以是语言的,也可以是非语言的(如表情、手势等);可以是有声的(如讲话、音乐等),也可以是无声的(如书面文字等);可以是直接的(如面对面的沟通),也可以是间接的(如通过电话、书信进行沟通等);可以是内容的表达,也可以是情感、态度、情意的表达。也就是说,人际沟通无论采用什么样的载体,也无论通过什么样的渠道和方式进行,都必须有一定的信息量。准确的信息传递的结果是信息的增值。列如甲、乙各有一条信息,通过沟通相互交换,结果是甲、乙都各自拥有了两条信息,即沟通双方的信息不仅没有减少,反而都增值了。

3. 传达的必须是可以互通的信息　沟通所使用的代码及其规则必须是沟通各方都认同的,例如必须用双方都能听懂的语言等。沟通各方对于代码所负载的信息内容可以有不同的看法,甚至可以有极大的分歧或完全相反的意见;但对于所使用的代码及其规则必须认同,否则沟通将无法进行。可见信息与代码是两个不同的概念,对代码的认同绝不等于对信息的认同。

4. 人际沟通各方必定是相互影响的　沟通中每个人影响他人,又受他人影响。因为沟通既包括信息的发出,也包括信息的接受。单有信息发出而无人接受,沟通便等于没有产生。沟通者只要收到信息,必会受到影响而有所反应,赞成也好、反对也好、接受也好、拒绝也好,都是接受信息后受到影响而产生的反应和变化。有时沟通者对于接受的信息保持沉默,这种沉默也是因受到影响而产生的情绪或态度表现,也是一种变化。这种沉默的表现对于信息发出者来说也是一种反馈,会影响他的心理和沟通态度,他会因对方的沉默采取相应对策,例如调整沟通内容或方式等,以使沟通继续下去,或放弃与对方的沟通。这种调整或放弃,也是受到影响的表现。

明确以上特征,可以帮助我们加深对人际沟通的认识和理解,提高沟通效果。

四、做服务就是做人际关系

“和气生财”这个最通俗不过的词语却说明了一个最深刻的道理:“人际关系”是企业最重要的资源之一。但迄今为止,中国的很多企业却没有花大气力去开发人际关系这种宝贵资源。对员工个人来说,按照卡耐基的观点:一个人事业上的成功,只有 15% 是由于他的专业技术,另外的 85% 要靠人际关系和处世技巧。

五、医学美容咨询与沟通学

医学美容咨询与沟通学关系十分密切,可以说沟通学是医学美容咨询最重要的基础课程。

首先,美容医学是临床医学之一,而临床医学的重要基础就是医患关系。临床沟通学是临床医学的一种必要的技能。

其次,美容医学是一种服务,服务也是人与人之间的关系。

其三,美容医学还是一种商业活动,而商业活动的一个最重要环节就是销售与消费的关系,维护这种关系的一个重要手段主要依赖于沟通。因此,沟通学也是商务活动的重要基础。

第二节 美容医患关系概述

一、医患关系的概念

医患关系是一种特殊的人际关系,是医疗关系最重要的组成部分。医患关系有狭义和广义之分。狭义的医患关系特指医生与病人的关系,医学行为科学(包括医学社会学、医学心理学)一般就是从这个意义上使用这个概念的。广义的医患关系是指医方和患方的关系,即"医"是指医务人员,除了医生外,还应该包括护士、医技人员和医院管理人员等;"患"也不仅仅指病人,还包括与患者有关联的亲属、监护人、单位组织代表等。

医患关系根据与诊疗实施有无关系分为既有区别又有联系的两个部分,即"医患关系的技术性方面"和"医患关系的非技术性方面"。医患关系的非技术方面指不是关于诊断治疗实施本身的医生与病人的关系,而是关于医患交往中的社会、心理、伦理方面的关系。通常所说的服务态度、医德医风等就是这方面的内容。医患关系是社会人际关系的组成部分,与社会其他人际关系在社会心理方面有着共同点或相似之处。例如,人与人之间的相互信任和诚实是一切良好人际关系的道德基础,在医患关系中也同样如此。再如服务态度是社会上一切与人打交道的职业的共同问题,在医患交往中也是如此。

医患关系的技术方面是指在诊断治疗措施的决定和执行中,医生和病人的相互关系。譬如,治疗方案是否与病人讨论?采取某一医疗手段前是否征求病人意见,取得病人同意?等等。这些均是与治疗有关的医患关系的技术方面的内容。医患关系的技术方面最基本的问题表现在医疗实践中医生和病人彼此的地位。对医患关系的技术方面通常以医患关系模式来描述,下面我们将专门介绍。

二、美容医学医患关系

医患关系在临床医疗实践中占有突出的位置。国际著名的医学心理学者威斯(Weiss)在"综合医学科学"遵循的基本原则中强调指出:"现代医学进一步划时代的发展柱石是医生与病人的关系。"著名的医学史学家西格里斯曾说:"医学的目的是社会的,它的目的不仅仅是治疗疾病,使某个机体康复;同时也会使人调整状态以适应他的环境,作一个有用的社会成员。每一种医学行为始终涉及两类当事人:医生和病人,或者更广泛地说医学团体和社会,医学无非是这两群人之间的关系。"

美容医学从其目的上说,非常符合西格里斯对医学目的的最新定义,即"调整病人适应环境"。而要达到这样的目的,就不能像对待阑尾炎病人一样,仅仅动动手术刀就能解决问题。一方面美容受术者存在较多的心理问题,需要医患交流疏导;另一方面,美容手术能否达到理想的效果,很大程度上取决于是否建立了良好的美容医患关系。

三、美容医患关系模式

Szasz 和 Hollender 提出的医患关系模式,得到了国内外的广泛认可。该模式较为准确和全面地描述了医患交往的技术方面,即在医疗决策和实施过程中医患之间的地位、作用和相互影响，并根据医生和病人的地位、主动性大小将医患关系分为三种。

1. 主动-被动型　这是一种具有悠久历史的医患关系类型，与其说是一种不真实的相互作用关系，不如说是完全主动的医生为完全被动的病人做什么。这种模式在现代医学实践中普遍存在，例如外科、麻醉、抗感染的治疗等。主动-被动型模型特别适用于急诊治疗，病人严重创伤、大出血或休克昏迷等。这一模型相当于生活中父母和婴儿的关系。

2. 指导-合作型　这是构成现代医疗实践中医患关系的模型。医患间存在着相互作用。病人因某些症状而痛苦，如急性感染，于是主动地寻求医生的帮助，医生告诉病人做什么，并期望病人对指令性的治疗服从、合作。医生不喜欢病人提出问题或表示异议，或不履行应该接受的医嘱。这种医患关系中，虽然病人有了一定的地位和主动性，但在总体上医患的权力是不平等的。这一模型相当于生活中父母与少年的关系。

3. 共同参与型　此型医患相互关系中，医生和病人有近似相等的权力和地位，医生帮助病人治疗。几乎所有的心理治疗均属这类模型。大多数慢性病也适用这种模型，因为慢性病治疗措施主要是由病人自己完成。这种模型就参与者双方而言，比上述两类模型有更为复杂的心理要求，因而此型类似于生活中成人之间的关系。

四、美容医患关系特点

美容医学医患关系也遵循一般医患关系的基本规律，但由于美容医学本身的特殊性，所以医患之间也有较为显著的特点。相比一般的医患关系，美容医学的医患关系特点是十分突出的，集中表现在下面几个方面。

1. 美容医患关系模式　Szasz 和 Hollender 描述的三种医患关系模式类型，在美容医患关系中均会出现，譬如有一类求美者，见到医生时就一点主意也没有，把决定权利完全交给医生，甚至对医生说："你看我合适做什么美容手术，你就看着做吧！"这种求美者把自己置于一个完全被动的地位，对自己不承担责任，因此是一种主动-被动型的医患关系模式。而这种模式在美容医患关系中恰恰是应该避免的。除了一些较大的、缺陷较为明显的美容整形手术，医患关系可以是指导-合作型的以外，绝大多数美容医患关系应该是共同参与型的模式，这是美容医学的特点决定的。

2. 对美容医生的信任与选择　一般的医患关系固然需要病人对医生的信任，否则医疗活动很难进行。对美容医学来说，求美者比一般的病人有更大的选择权利和条件。倘若对医生不信任将直接影响到美容效果的评价。譬如，对一个阑尾炎病人，不管他是否信任医生，实际上他很少有可能选择医生，而且，由于手术的效果相对比较客观，故早期的不信任情绪对手术取得的良好效果很难否定。然而对一个隆鼻手术情况就大不一样了。若求美者不信任某个医生，就很难找他做手术，即使勉强做了，也很有可能在术后挑毛病。所以，除了有良好的美容医学基础和技艺外，还必须争取美容求术者的信任。

3. 医患交流的特殊作用　美容医学的医疗效果是由医患双方共同来判定认可的，甚至美容受术者的认可更为重要，所以在制订手术方案时，就应该有真实、有效的医患交流和沟通，特别是审美观方面应有充分的交流，否则即使客观上取得了较好的结果，但由于求美者的不予认可，而使手术不能达到预期的效果。

第三节 美容医学与临床沟通学

一、临床沟通学的概念

沟通是人与人交往的工具,其本质是信息的传递,而信息的传递又是通过符号系统来完成的。由于采用的符号系统不同,可以分为语言性沟通和非语言性沟通两类:

- 沟通使用的符号
  - 自然的符号
  - 意向性符号
    - 非语言性沟通
    - 语言性沟通

自然符号是人本身所先天具有的传达某种信息功能的身体特征。人的相貌、形体本身就是一种符号。例如,人们可以通过形体与体型的差异辨别女性与男性。女性高耸的乳房、细滑的肌肤、宽绰的臀部等,便是女性身体的自然符号;而男性则具有身材高大、四肢发达、双肩宽厚等自然性别符号。至于语言性与非语言性沟通我们在后面将具体介绍。

临床沟通学就是应用医学、心理学、社会学、人类学、行为学、语言学的知识,来探讨医务人员与病人之间的信息传递是怎样起作用的,怎样才能达到最佳效应,以期使医务人员和病人都能准确地表达自己的见解,以及理解对方的意思。

人类很早就意识到要准确地表达自己的想法是十分困难的。俄国有个诗人说,没有任何痛苦胜过语言的痛苦。就英文来说,仅表达悲伤的感觉有 63 种不同的词汇。如果你天生丽质,又如何能理解一个容貌缺陷者内心的苦痛?如果你没有经历心灵的磨难,又如何能体会庄子所言的"哀莫大于心死"呢!因此,当病人向医生述说他的痛苦,陈述他的感受时,能唤起医生的共鸣和理解吗?当医生要表达治疗疾病的要求和希望时,病人能通力合作吗?

二、临床美容沟通的意义

美容医学比较起其他临床医学来说,临床沟通更有其特殊的意义。这是由于美容医学的本身特点所决定的。

1. 临床沟通是美容诊断的需要　沟通是一切临床医学过程的必要条件,首先就表现在病史采集方面。诊断的最初程序就是采集病史,而医患沟通是采集病史的必要手段。《胡氏临床方法》一书着重强调了采集病史的重要性,认为来自病人的回答对诊断的帮助多于广泛的实验室检查,而且采集病史是沟通艺术的特别形式,是医生的基本功。德国的《薛氏内科学》也充分肯定了病史采集的重要性,沟通对于美容医学的诊断来说有更为重要的意义。从表面上看,美容医学诊断较一般的临床医学要容易得多,因为不必动用复杂的仪器和设备。但是,事实并不是这样的。从外形来判断容貌的缺陷并不十分复杂,但是要了解病人的求美动机、期望的结果是十分重要的。

2. 临床沟通是美容治疗的需要　求美表面上看是来寻求美容手术治疗的,但实际上美容整形病人或多或少存在一些心理问题,在美容手术之前和之后的心理疏导是必要的,而这些疏导本身就是以沟通为前提的。从某种意义上说,沟通与美容技术本身一样有着同样重要的地位。

3. 临床沟通是避免术后纠纷的需要　美容医疗的实践证明,有许多美容纠纷问题就出现在临床医患沟通方面。有些美容医生没有交代清楚有关美容手术的并发症,乃至并发症出现后，美容求术者心理上无法承受，于是与医生发生纠纷。例如，有位病人在某院采用磨削术去除脸上的大面积雀斑，经治的美容医生并没有详细交代可能的术后色素沉着等并发症，结果手术后不久，该求术者脸上出现了色素沉着，其情绪顿时一落千丈，气愤地去找医生理论。此时，无论医生如何解释，告诉病人该色素沉着不久就会消失，问题不大，但病人情绪很糟，什么都听不进去，最后只好上法院了结。还有些美容医生没有与病人进行有效的审美沟通，想当然地设计操作，结果隆鼻的效果与病人的要求差距很大，引起病人极大的不满。当然，还有的美容医生任意夸大手术效果，给求术者提供了虚假的信息，达不到预想效果，最终导致一场医疗纠纷的发生。

第四节　医学美学设计与咨询

医学美学与美容医学是两个相互关联的词汇。本文所使用的“医学美学”是对美容医学实践中密切相关的美学问题的研究，“医学美学设计”（以下简称“医美设计”）不仅仅为了同以往一般意义上使用“医学美学”有区别，而且“设计”（design）本身就对美容医学临床实践有特别的意义。

一、医学美学设计基础

1. 艺术设计　塑造形象的应用艺术。设计作为一种人类有意识的活动，其含义是“在正式做某项工作之前，根据一定的目的要求，预先制定方法、图样等”。

艺术设计是英语 design 的翻译名，它是指现代工业批量生产的条件下，把产品的功能、使用时的舒适性和外观的美有机地、和谐地结合起来的设计。

概括地说，现代的设计概念已经深刻地包含着美学与艺术的内容，除了完成功能的目的外，不可缺少地要包含美学要素。这如同整形外科与美容外科的关系。传统的设计就如同整形外科的目的，更多地考虑形态完整与功能健全，而现代的设计概念就如同美容外科，将美学要素摆在了更为重要位置。

2. 形象设计　是人的艺术化的存在方式。形象设计属于多种设计的融合艺术，包括服装设计、发型设计、化妆设计和服饰设计等。它是将轮廓、造型、质地以及风格等局部的因素，统归于整体设计之中，发挥出设计最大的魅力。

形象设计与设计艺术的区别在于面对现实的、具体的、活生生的人。有时根据设计的对象或目的不同，又可以分为面对日常生活、工作中人的形象设计和以表现、表演为主的形象设计。或者可以理解为偏向生活化的形象设计，以及偏向艺术化的形象设计。

3. 医美设计　是“永久性”的形象设计。从美容学分类的角度来说，美容形象设计属于修饰类美容，它的作用在于暂时性地塑造人物的形象；而医学美学设计需要依靠美容外科等医学的方法，设计相对永久性的人的形象。

从广泛意义上说，医学美学设计应该是形象设计的组成部分，因为它的目的与形象设计具有一致性。从手段上说，美容医学对人体的改变具有越来越大的力量，例如颅面美容外科对人的容貌改变。美容牙科医师除去要考虑技术的可能性，如何设计容貌的改变是一个不可缺少的程序。形式美学的原则、受术者的气质、社会的认可程度、时尚的审美情趣等,这些考虑均与形象设计是雷同的,但是医美设计又必然具有其自身的许多特点。

二、医学美学设计的特点

1. 医美设计是美容医学实践的组成部分　形象设计的目的是通过服装、美发、化妆等来实现的;医美设计的目的是通过美容医学的各种方法来完成的。因此,医美设计是美容医学的组成部分。医美设计的基本原则在于在美容医学的实施过程中,自始至终全面贯彻美学原则的实施。

2. 医美设计的结果具有不可重复性　由于一般的形象设计利用的是修饰性手段,因此具有可重复性。医学美学设计则不然。因为医学美学设计的实施有赖于美容医学手段,而任何一种医学的手段,在多数的情况下具有不可重复的特征。"只能成功,不能失败"是对美容医学并不过分的要求。为此,医学美学设计应该更为严谨,更为必要。

3. 医美设计的实施具有很强的专业性　医美设计必须依赖专业知识的限制,例如解剖学、组织学方面的条件限制,同时还要受到医学美容技术能力的制约。医美设计不可能脱离人体科学与美容技术来按纯粹艺术、美学的设计来塑造受术者。

4. 医美设计的基础包括人体艺术与科学　形象设计的基础主要为艺术素质与美学因素,医美设计除此以外,还必须有一系列人体科学与医学美容技术的因素需要考虑。形象设计可以在很大程度上利用修饰性的色彩与造型的方法,塑造人的容貌与形体,甚至可以根据人为的想像力来改变人物的风格,而医美设计则用医学的处理元素塑造较为永久性的人的容貌与形体。无疑,人体解剖学是医学美学设计的客观科学基础之一,很难想像,医学美学设计可以如同形象设计一样,大胆地根据某一"创意"而随心所欲地改变人的容貌特征。

5. 美容心理学是医学美学设计的主观科学基础之一　任何一次医学美学设计的过程,均应该是了解受术者的心理过程,没有对受术者体像及其自我感受的把握,就不可能有成功的医学美学设计。完全接受病人的要求,或者简单拒绝病人要求的美容外科医生,绝对不是合格的医生。

三、医学美学设计的作用

没有美学的美容手术是很难想像的。美容医学的根本目的在于引发自我对体像的满足,俗称感觉良好。

1. 品质保证——医美设计的基本作用　美容外科医生开展手术时应该更多具备一些容貌审美的理性成分,更多一些美学设计的计划性。合理的医美设计才是保证美容医学实践的品质要素。

2. 有效沟通——医美设计应用原理　每一个美容外科医生在实施手术前,脑海里都有意识或无意识地进行了术前的设计(根据自己的感觉)。问题是,你脑海里的"美学标准"(主体标准)与客观化的容貌形体标准(美学标准),以及受术者自己认可的造型(客体标准)之间存在着如何复杂的矛盾。这些问题必须进行有效的术前沟通才能解决。

3. 减少纠纷——医美设计消极目的　美容医学实践中最常遇到的问题之一就是术后的纠纷问题。发生纠纷的原因是复杂的,其中手术的效果是核心问题。由于评价手术结果的多元性,所以术前的设计十分重要。医美设计的重要任务是术前与受术者共同建立的审美模式,并对结果能够做到最充分的理解。医美设计应该从科学、技术、美学等角度,全面与受术者沟通,并期待达成最大限度的一致性,这是避免术后纠纷的关键。医美设计的底限目标就在于防止因为手术结果评价不一致带来的手术纠纷。术前的医美设计必须是多因素考虑的实施方案,这也是医美设计复杂性所在。

4. 发现美丽——医美设计服务目的　美容医学的目的是满足受术者的心理需要,这是与任何一种临床医学比较而言的特殊性。服务于求美者是美容医学的具体目的。美容医学实践应避免两个不合适的倾向:

(1) 消极医美服务态度:很多进入美容医学行业的临床医师,还没有真正理解美容医学的特点,对求美者采取如同对待其他病人一样的态度,甚至因为种种原因,拒绝服务。例如,一些心理有障碍的求美者,与常人看起来没有太大缺陷问题而来看医生,一些医生由于心理学知识与美容职业修养的局限性,而轻易地拒绝为其手术。再如,许多医生完全被动地根据求美者的要求来实施手术,求美者要动鼻子,就动鼻子,很少考虑求美者整体或其他容貌的不足。

(2) 滥用医美技术态度:美容医学是伴随着医疗商业化发展起来的。特别是近年来,越来越多的投资商看好医疗美容这一新兴产业,纷纷投资该行业。为了追求最大的经济效益,常常过度使用医疗美容技术,不顾适应证,不顾并发症,不顾美学要求,不顾心理学禁忌,等等。

总而言之,医美设计的根本目的在于提高美容医学的品质,提高美容医学的服务质量,使美容医学成为创造美的艺术化的医学。

(尹卫民)

第三章

咨询接待礼仪

咨询接待礼仪对于作为服务行业的美容医学有着积极的意义，本章从礼仪的概念与意义着手，就第一印象、仪表仪容、体态礼仪等方面对咨询师如何树立职业形象作了概括性的介绍。

第一节　礼仪的概念与意义

一、礼仪的概念

中国素以“文明之国”、“礼仪之邦”著称于世。重礼仪、守礼法，行礼教已内化为一种民众的自觉意识贯穿其行为活动中。从现代含义上看，“礼”是指以一定的社会道德观念和风俗习惯为基础形成的，大家共同遵守的行为准则。而“仪”则是指人们的容貌举止、神态服饰和按照礼节进行的仪式。礼仪是礼节和仪式的总称，它体现了一定的社会道德观念和风俗习惯，表达人们礼节动作、容貌举止的行为准则。

如果分类，礼仪可大致分为政务礼仪、商务礼仪、服务礼仪、社交礼仪、涉外礼仪等几大分支。因为礼仪是门综合性的学科，所谓的几大分支，又是相对而言。各分支的礼仪内容都是相互交融的。

二、礼仪的意义

“不学礼，无以立”，孔子的这一名言，即道出了“礼”在中国古代社会中的重要作用。在现代，礼作为人们内在修养的外在表现，通过人们的言谈举止，直接反映了一个人的整体素质和涵养的高低，在处理各种人际关系和事务中，就像一根无形的指挥棒，影响着人们事业的成败。

1. 礼仪使道德观念和行为准则表现为具体行动　礼仪是个人品质修养的外在体现。试验显示，见到一个陌生人时，你头发的样式比面部特征更能吸引对方的注意。长发暗示着健康和性感，短发看起来自信而成功。此外，握手也能传递重要信息。研究发现，那些握手时目光和你直接接触、手掌干燥、坚定有力、自然摆动而不是无力、潮湿、试探性的人，不仅能让你对他感觉良好，还将取得你的信任。礼仪仿佛是人际交往中的一把钥匙，助你打开成功的大门。

2. 礼仪能促进人际关系和谐化　人与人之间的关系需要相互尊重，在尊重的基础上建立和发展友谊。因此，通过礼仪表现出对人的敬重，往往能沟通彼此间的情感；而漠视或过于随意，则会伤害对方的自尊，阻碍人际关系的和谐。

3. 礼仪净化着人的心灵　礼仪作为社会文明的标尺，渗透进了社会生活的点点滴滴。在人际交往中，你能切身感受到被人尊敬的自豪感；同时，也促使你提高自身修养，以同等方式去尊重别人。文明是礼貌的基础，文明程度越高，礼貌越完善；礼貌是文明的表现，礼仪、礼貌越完善，社会的文明程度也就越高。人们都生活在一个安定祥和、文明礼貌、互爱、互谅、互助的环境中，心境自然会得到净化，情绪也自然愉快。

4. 礼仪也能创造经济效益　在企业文化的建设中，礼仪是一项重要内容。可以通过塑造单位形象，提高顾客满意度和美誉度，最终达到提升单位的经济效益和社会效益的目的。一个注重企业形象的单位，对礼仪是十分重视的，尤其在第三产业，礼仪已成为服务质量的重要标志。就美容院来说，礼貌的接待、亲切的语言、甜美的微笑、得体的服装，都是吸引顾客的直接因素。所以，良好的礼仪也能创造经济效益。

所以，学习礼仪，不仅是顺应时代潮流，更是提升竞争力的现实所需。

三、美容医学咨询与接待礼仪

美容医学行业是一个服务性的行业。咨询服务处于最前沿，它代表公司的整体形象，对于公司的发展有着举足轻重的作用。学习接待礼仪、提高服务人员的个人素质，能更好地对服务对象表示尊重；有利于塑造并维护公司的整体形象，使公司创造出更好的经济效益和社会效益。

接待礼仪内容很多，但主要包括职业服务伦理、仪表修饰、沟通技巧、礼仪规范等方面。在接待过程中，能妥善地运用现代礼仪技巧，主动探询客户的需求，给客户留下美好的印象，这对于公司的发展有着积极的意义。

第二节　第一印象与礼仪

第一印象非常重要，这一点尽人皆知。正因为如此，我们必须弄清楚：人们通过什么对我们形成良好的第一印象？如果我们已经给别人留下不是特别完美的印象，这种印象还能改变吗？

一、第一印象如何产生

即使在远古年代，自然界已经对我们的祖先提出了要求：迅速判断面对的是朋友还是敌人。古人能否生存下来，取决于他们对第一印象的准确判断能力。

媒体策划专家有一句名言：要给人好印象，你只需要 7 秒钟。通过大量的分析，研究者们得以成功描绘出影响第一印象形成的因素。伯德 · 惠斯特教授研究发现，人们在面对面交流时其有声部分低于 35%，而 65% 的信号来自无声语言。无声语言包括仪态、气质、神情和衣着的细微差异等因素。

大多数人都相信，女人对女人的直觉要比对男人的直觉来得准确。纽约的精神医学专家简 · 戈尔博士说：“女性有一种和女人建立联系的意愿和倾向，而对男性则要疏远和冷淡得多。”他说：“意识，甚至是一些微妙而不可知的意识，控制着我们大脑中感知这个世界的雷达。”

有些情况下，无意识也会影响我们的行为。对那些认为自己和那一半是一见钟情的女性来说，他们最初对对方实际上都是毫无感觉甚至根本没兴趣的。劳拉就是一个例子，她是一个女招待，当一个英俊而优雅的男士坐下来准备用餐时，她根本没有注意。但是，当一阵手机铃声响起，他打电话约她出去，她便决定去赴约了。她说，她从打电话的方式感觉到，他不是一个"通过雕虫小技吸引我注意的男人"。现在，他们已经结婚两年了。"这家伙到现在还信守着他的诺言，"劳拉说，"他使我成了世界上最幸福的女人。"

二、礼仪与第一印象

给人留下良好的第一印象的关键之一是了解对方的性格特点和谈话偏好。比如说当对方不喜欢太有来头的人时，你最好不要表现得太强势，或者说话时抢风头、露锋芒。你最好表现得低调一点，让对方认为你比较沉闷，不失为一种策略。

那么如何在他人面前树立良好的第一印象呢？要给他人留下良好的第一印象其实并不难。有两点是最基本的要做到。

1. 学会微笑　微笑人人都会，它是人愉悦心情的自然流露，但是微笑待人却并非人人都能做到，而且要做到亲切、自然更是不易。我们在与公众的交往中，应提倡微笑待人，让微笑成为人际关系的净化剂。当我们面含微笑的时候，目光会显得柔和，神情友善愉悦，使人乐于接近。但是须记得微笑时很重要的一点：自然、真挚。

2. 主动自我介绍　如果你以前总被动地等着被别人介绍，那现在就要主动向他人介绍自己。积极主动地与人交往，能给人留下乐观向上的印象，而且能够融入更加广阔的实际交往中。这些转变，能使你让人感觉更有亲和力。而能否做到这些，将决定你是否被对方接受。

请铭记这样一条规律：给人良好的第一印象并非意味着你长得很漂亮，打扮得很时髦，或者看起来很聪明。归根结底，别人怎么看你对你来说并没有想像的那么重要，而主要是让对方感到心情愉悦。

三、影响第一印象的因素

在最近出版的《第一印象：你不知道别人如何看你》中，丹尼斯博士提出了获得良好的第一印象的 7 个重要因素：

1. 尽量做到平易近人　你愿意微笑和进行目光接触吗？还是犹犹豫豫地伸出手去握手，或者眼睛看着别的地方？答案当然是前者。你怎么对别人，别人就怎么对你。

2. 表现出应有的兴趣　和别人第一次见面时最忌讳的事情莫过于两件：眼睛看着别处和不停地打呵欠。你大概正聚精会神地关注着什么，或者真地特别困。但是，你这样做却给别人留下了很乏味的印象。

3. 别把自己逼到极限　如果谁对高尔夫球一丁点儿兴趣都没有，却又被迫参加一个关于高尔夫球的讨论，这让人多么无法忍受！如果遇到这样的情况，你应该巧妙地抓住机会，将话题引向一个新的内容。

4. 该分享时别太吝啬　在第一次会面时适当地透露一些个人信息，将比守口如瓶更利于对方接受你。但是，这并不是说把你的个人隐私和盘托出，这样绝对是不合时宜的。

5. 身体语言使你"露馅"　只有在谈话双方都得到长短大致相当的谈话时间时，交流的信息才是充分而平衡的吗？不一定，身体语言会泄露你内心的秘密。身子前倾让人感觉你对谈话内容有兴趣，而叉着双手站在后面则有点漠不关心和不耐烦。很多交际中不应该做的点点滴滴，都会向别人暗示你的不友好。

6. 摆正心态摆平位置　你怎么给自己定位？这影响到你和别人交往时，是不是自觉地把自己和对方放在同等的位置上。冷静地想一想，你是不是把自己看得太高或是太低了？一句话：你能不能摆正自己的位置，这关系到别人接不接受你。

7. 有魅力的人有人缘　虽然美丽和魅力都很吸引人，但两者的内涵差异很大。魅力包括自信、宽容、经验和对别人的兴趣，它是人际交往中最大的赢家。如果你让别人看起来感到坦然和从容，那你给人的印象会更好。

第三节　咨询师职业形象与仪表美

仪表堂堂为众人所羡慕，但却并非人人皆能如此。出众的形象离不开先天的遗传，更少不了后天的造就。仪表美之所以吸引人，是因为它涵盖了人作为社会人全部的美，将人内在之美与外在形象美有机地统一在一起，不仅给人以视觉上的享受，而且给人以人格上的尊重。

一、仪表美的概念

仪表是指人的外表，一般包括服饰、容貌、姿势、神态及风度。仪表美是一个综合概念，它所包含的意思有三层：其一，仪表美是指人的容貌、形体、体态的协调优美。容貌的协调是指人的五官端正；形体的协调是指人体外部的线条比例适当；体态的协调是指人的形体在空间运动中所流露的神情姿态大方自然。这种美是一种自然美，是仪表美的基础。其二，仪表美是指通过修饰打扮以及后天环境影响产生的美。这是一种创造的美，是仪表美的发展。其三，仪表美是一个人纯朴高尚的内心世界和蓬勃向上生命活力的外在表现。这是一种深层次的美，是仪表美的本质。前两者我们称为外在美，后者称为内在美。二者的统一才是完善的仪表美。可见，仪表美不仅是物质躯体的外壳，也反映抽象的内在灵魂，它们互为里表，相得益彰。

二、仪表美的基本原则

提倡仪表美，不仅是一个形象的问题，也是一种无声的语言。对于美容医学行业来说，它体现了对客人的尊重，关系到业务的成败。对仪表美的具体要求有三点：

1. 适体美　是指一个人的仪表要与他的年龄、体形、肤色、个性、气质、职业、身份等相适宜，表现出一种和谐，这种和谐能给人以美感。不同年龄的人体现出不同的风格。青年应着力展示其青春风采，淡淡妆饰以体现出自然之美和个性之美；中年应力求突出成熟风韵，妆饰柔和、服饰优雅体现出成熟之美；老年则宜适当创造高雅稳重、深沉理性的睿智之美。对于不同体型、不同肤色的人则应考虑到根据自身特点，扬长避短，选择合适的服饰，力求突出体形优点、淡化体形缺陷。对于个性气质不同的人，仪表美通过妆饰、着装展示其个性，以期获得外在仪表美与内在精神美的和谐。另外，职业的差异也是影响仪表协调的重要因素。比如商务人员多选择色彩凝重、沉稳且合体的西装作为自己的职业服装，因为它颇具影响力,能在短时间内凝聚起权威、讲信义这些生意场上最重要的气质印象。

2. 整体美　整体美要求我们在仪表修饰上将人视作一个整体。考虑各修饰部位的局部,促成妆饰、着装、佩饰三者之间及其与人自身诸多因素之间协调一致,使之浑然一体,营造出整体风采。妆饰的整体美是指面部、颈部及手部等局部化妆色调、化妆线条、化妆质感和化妆风格要给人以整体的美感。着装的整体美是指服装本身的色彩、图案、款式、质料和风格等方面与人体相匹配,造就一种和谐的统一。佩饰的整体美是要求同时佩戴几种饰品时,要在色调、光泽、材质、形态、寓意和风格上取得相应的协调与一致。仪表的整体美感就是要让所有的修饰效果造就一种和谐的整体美。

3. 适度的美　适度的美即要求我们在仪表的修饰上无论是修饰程度,还是在饰品数量和修饰技巧上都应把握分寸,自然适度,追求雕而无痕的效果。修饰是为了突出人的外在美及其个体气质服务的,而不是本末倒置。美与丑仅一步之遥,过分修饰、刻意装点不仅不会使人产生美感,还会给人留下庸俗的印象。饰品意在点缀,恰到好处的点缀似点睛之笔、如锦上添花,但若不节修饰,珠翠满头反而给人轻浮浅薄、庸俗不堪的感觉。修饰一定要把握分寸,仪表不修饰不好,修饰过度更不好,应做到既雕琢又似自然天成。

三、着装的基本原则

服饰是形体的外延,包括衣、裤、裙、帽、袜、鞋、手套各类饰品,它们一同起着遮体御寒、装饰美化的作用。服饰又是一种无声的语言,它传示着一个人的个性、身份、涵养及其心理状态和多种信息。就如莎士比亚所说的:“服饰往往可以表现人格。”一个人有什么样的服饰,直接关系到别人对他个人形象的评价。对于从事美容医学咨询工作的人来说,个人形象还代表着企业形象,因此更应了解服装的基本常识,时时注意自己的着装,把握着装的基本原则。

服饰对人的美化作用是毋庸置疑的,那么是不是说任何服饰在任何人身上都能产生美感呢?答案自然是否定的。那么怎样打扮才得体呢?关键有两点:第一,你的穿着是否符合你的身材与身份,这要求你对自己有充分的了解,用扬长避短的方法装扮自己,使自己更漂亮,更有魅力。第二,你的穿着是否符合这个场合?比如说,大家都穿便装,你一个人穿礼服,这就不对了。那么,作为我们,怎样穿才能产生良好的效果呢?下面的服饰穿戴基本原则也许会使你从中得到某些启示。

服饰的美是以人体的美为基础的。服饰的款式结构,必须要符合由骨骼和肌肉组成的人体自然生理结构。一般来讲,理想的体形结构,每个人往往难以十全十美,或多或少都存在着形体上不完美的部分。若能了解自己的体形缺陷,根据体形特点选择、设计自己的服装,就能扬长避短掩盖体形的不足。

四、职业女性着装的原则

现代女性只要懂得打扮、化妆、穿衣服的窍门,可以在做一个成功女人的同时,也成为一个具有特别的魅力和味道的女人。作为一名职业女性,不仅仅是把一套亮丽的衣服穿在身上就完事了,还要考虑这衣服的色彩、款式是不是适合你的身材、皮肤和职业以及你将要去的场合。总的来说,职业女性着装有这么几条原则:

1. 端庄稳重　随着社会经济、文化的发展,如何得体适度的穿着已成为一门大有可为的学问。就在职或正在求职的女性而言,服饰穿着首要的是讲求端庄稳重,尤其在工商界、金融界和学术界。打扮过于时髦的女性,并不能给人以好的印象。人们对服饰过于花哨怪异者的工作能力、工作作风、敬业精神、生活态度等,一般都持有怀疑的态度。值得强调的是,目前女装款式中,裙式装已被公认为最恰当的职业女装,几乎成了一项不成文的规定。裙式既不失女性本色,又能切合庄重与大方的原则。除了特殊情况外,职业女性在公共场合或在上班时穿此类裙装都非常合适。

2. 根据职位选择服装　职业女性的穿着是依照希望获得的职位为标准,而不是依照你目前的状况来定位。这项原则经常被人忽略,所以,有许多职业妇女常因穿错衣服错失良机。

五、不恰当的着装

成功的职业女性应该懂得如何适宜地装扮自己。但在日常生活中,职业女性的着装常会出现一些问题:

1. 过分时髦型　现代女性热衷流行的时装是很正常的现象,即使你不去刻意追求,流行也会左右着你。流行的东西是因为它美才能被人们接受,但这种美并不等于所有场合都能收到如意的效果。在公司里人们的美主要体现在工作能力上,而非追赶时髦。一个成功的职业女性对于流行的选择必须有正确的判断力,不能盲目地追求时髦。

2. 过分暴露型　夏天的时候,许多职业女性不够注重自己的身份,穿起颇为性感的服饰。这样你的智慧和才能便会被埋没,甚至还会被看成轻浮。因此,再热的天气也应注重自己仪表的整洁大方。

3. 过分潇洒型　最典型的样子就是一件随随便便的T恤或罩衫,配上一条泛白的“破”牛仔裤,丝毫不顾及办公室的原则和体制。这样的穿着可以说是非常不合适了。

4. 过分可爱型　在服装市场上有许多可爱的款式,也不适合工作中穿着。这样会给人不稳重的感觉。

第四节　职业体态礼仪

体态又称举止,是指人的行为动作和表情,日常生活中的站、坐、走的姿态,一举手一投足、一颦一笑都可以称为举止。体态与人的风度密切相关,是构成人们特有风度的主要方面。体态是一种不说话的“语言”,是内涵极为丰富的语言。举止的高雅得体与否,直接反映出人的内在素养,举止的规范到位与否,直接影响他人对自己的印象和评价。“行为举止是心灵的外衣”,它不仅反映一个人的外表,也可以反映一个人的品格和精神气质。有些人尽管相貌一般,甚至有生理缺陷,但举止端庄文雅、落落大方,也能给人以深刻良好的印象,获得他人的好感。

一、形体姿态

形体姿态是举止礼仪的重要内容。姿态美是一种极富魅力和感染力的美,它能使人在动静之中展现出人的气质、修养、品格和内在的美。从某种意义上说,一个人的各种姿态,更引人注目,形象效应更为显著。姿态举止往往胜于言语而真实地表现人的精神情操。端正秀雅的姿态，从行为上展示着一个人内在的持重、聪慧与活力，可谓“此时无声胜有声”。如果一个人容貌俊秀，衣着华贵，但没有相应的姿态行为美，便给人一种虚浮粗浅感。形体姿态主要包括站、行、坐、卧几个方面。“站如松，坐如钟，行如风，卧如弓”，也就是说坐、立、行，应当坐有坐相，站有站态，走有走姿，这是古人提出的姿态范式，今天仍可供我们借鉴。

1. 站姿　站立是人们生活交往中的一种最基本的举止，是生活静力造型的动作。优美而典雅的造型，是优雅举止的基础。男士要求“站如松”，刚毅洒脱；女士则应秀雅优美，亭亭玉立。

（1）标准的站姿

1）头正，双目平视，嘴角微闭，下颌微收，面容平和自然。

2）双肩放松、稍向下沉，人有向上的感觉。

3）躯干挺直，挺胸，收腹，立腰。

4）双臂自然下垂于身体两侧，中指贴拢裤缝，两手自然放松。

5）双腿立直、并拢，脚跟相靠，两脚尖张开约60°角，身体重心落于两脚正中。

（2）常用站姿

1）肃立：身体立直，双手置于身体两侧，双腿自然并拢，脚跟靠紧，脚掌分开呈“V”字形。面部表情严肃、庄重、自然。参加升降国旗仪式或庄重严肃的场合，参加遗体告别仪式应该用肃立站姿。

2）直立：身体立直，右手搭在左手上，自然贴在腹部（前搭手式），或两手背后相搭在臀部（后背手式），两腿并拢，脚跟靠紧，脚掌分开呈“V”字形。（男女都适用，男士两脚可以略分开站立更显洒脱）。

3）直立（女士直立姿态）：身体立直，右手搭在左手上，自然贴在腹部，右脚略向前靠在左脚上成“丁”字步。

4）直立（男士直立姿态）：身体立直，两手背后相搭，贴在臀部，两腿分开，两脚平行，比肩宽略窄些。正确健美的站姿会给人以挺拔笔直、舒展俊美、庄重大方、精力充沛、信心十足、积极向上的印象。不同的工作岗位对站姿的规定不尽相同，但作为一种基本姿势和体态训练之需要，站姿应遵循的基本要求是一致的。由站姿的基本要求构成的站姿，似有呆板之嫌，其实不然，按这些要求经过反复训练后，能从体态上形成一种优雅挺拔、神采奕奕的体态。站姿的基本范式是其他各种工作姿势的基础，也是发展不同质感美的起点，是优雅端庄的举止的基础。

2. 坐姿　坐是举止的主要内容之一，无论是伏案学习、参加会议，还是会客交谈、娱乐休息都离不开坐。坐，作为一种举止，有着美与丑、优雅与粗俗之分。坐姿要求“坐如钟”，指人的坐姿像座钟般端直，当然这里的端直指上体的端直。优美的坐姿让人觉得安详、舒适、端正、舒展大方。

（1）正确的坐姿

1）入座时要轻、稳、缓。走到座位前，转身后轻稳地坐下。女子入座时，若是裙装，应用手将裙子稍稍拢一下，不要坐下后再拉拽衣裙，那样不优雅。正式场合一般从椅子的左边入坐，离座时也要从椅子左边离开，这是一种礼貌。女士入座尤要娴雅、文静、柔美。如果椅子位置不合适，需要挪动椅子的位置应当先把椅子移至欲就座处，然后入座。而坐在椅子上移动位置，是有违社交礼仪的。

2）神态从容自如（嘴唇微闭，下颌微收，面容平和自然）。

3）双肩平正放松，两臂自然弯曲放在腿上，亦可放在椅子或是沙发扶手上，以自然得体为宜，掌心向下。

4）坐在椅子上，要立腰，挺胸，上体自然挺直。

5）双膝自然并拢，双腿正放或侧放，双脚并拢或交叠或成小"V"字形。男士两膝间可分开一拳左右的距离，脚姿可取小八字步或稍分开以显自然洒脱之美，但不可尽情打开腿脚，那样会显得粗俗和傲慢。

6）坐在椅子上，应至少坐满椅子的2/3，宽座沙发则至少坐1/2。落座后至少10分钟左右时间不要靠椅背。时间久了，可轻靠椅背。

7）谈话时应根据交谈者方位，将上体双膝侧转向交谈者，上身仍保持挺直，不要出现自卑、恭维、讨好的姿态。讲究礼仪要尊重别人但不能失去自尊。

8）离座时，要自然稳当，右脚向后收半步，而后站起。

（2）规范坐姿：

1）经典坐姿：双腿并拢，上体挺直，坐正，两脚略向前伸，两手分别放在双膝上（男士双腿略分开）。

2）女士坐姿：坐正，上身挺直，双腿并拢，两脚交叉，双手叠放，置于左腿或右腿上。

3）女士坐姿（著名的"S"形女士坐姿）：坐正，上身挺直，双腿并拢，两腿同时侧向左或侧向右，两脚并放或交叠。双手叠放，置于左腿或右腿上。

4）搭腿式坐姿（或叫两腿交叠坐姿）：其方法是将左腿微向右倾，右大腿放在左大腿上，脚尖朝向地面，（切忌右脚尖朝天）。这种坐姿给人以高贵、典雅的美感。但应特别注意与跷二郎腿区别开。跷二郎腿一般悬空脚的脚尖朝天脚底朝向人，并伴有上下抖动的不雅动作，有的国家是忌讳脚底朝向人的，因为这表示挑衅、不满、轻视、愤怒的情感，是粗俗不雅的举止。

3. 走姿　又称步态。走姿要求"行如风"，是指人行走时，如风行水上，有一种轻快自然的美。人们走路的样子千姿百态各不相同，给人的感觉也有很大的差别。有的步伐矫健、轻松灵活、富有弹性，令人精神振奋；有的步伐稳健、端庄、自然、大方，给人以沉着、庄重、斯文之感；有的步伐雄壮、铿锵有力，给人以英武、勇敢、无畏的印象；有的步伐轻盈、敏捷给人以轻巧、欢悦、柔和之感。但也有的人不重视步态美，行路时弯腰驼背、低头无神、步履蹒跚，给人以倦怠、老态龙钟的感觉；还有的摇着八字脚，晃着"鸭子"步，这些步态都十分难看。走姿的基本要求应是从容、平稳，应走出直线。

标准走姿具体要求：

（1）双目向前平视，微收下颌，面容平和自然，不左顾右盼，不回头张望，不盯住行人乱打量。

（2）双肩平稳、肩峰稍后张，大臂带动小臂自然前后摆动，肩勿摇晃；前摆时，手不要超衣扣垂直线，肘关节微屈约30°角，掌心向内，勿甩小臂，后摆时勿甩手腕。

（3）上身自然挺拔，头正、挺胸、收腹、立腰，重心稍向前倾。

（4）注意步位：行走时，假设下方有条直线，男士两脚跟交替踩在直线上，脚跟先着地，然后迅速过渡到前脚掌，脚尖略向外，距离直线约5cm。女式则应走一字步走姿，即两腿交替迈步，两脚交替踏在直线上（一字步走姿）。

（5）步幅适当：男性步幅（前后脚之间的距离）约25cm，女性步幅约20cm。或者说前脚的脚跟与后脚尖相距约为一脚长。步幅与服饰也有关，如女士穿裙装（特别是穿旗袍、西服裙、礼服和穿高跟鞋)时步幅应小些,穿长裤时步幅可大些。

(6) 注意步态:步态,即行走的基本态势。性别不同,行走的态势应有所区别。男性步伐矫健、稳重、刚毅、洒脱、豪迈,好似雄壮的"进行曲",气势磅礴,具有阳刚之美,步伐频率每分钟约100步;女性步伐轻盈、玲珑、娴淑,具有阴柔秀雅之美,步伐频率约每分钟90步。

(7) 注意步韵:跨出的步子应是全部脚掌着地,膝和脚腕不可过于僵直,应该富有弹性,膝盖要尽量绷直,双臂应自然轻松摆动,使步伐因有韵律节奏感而显优美柔韧。

(8) 行走时不可把手插进衣服口袋里,尤其不可插在裤袋里。

二、手势和表情

1. 手势　是人们交往时不可缺少的动作,是最有表现力的一种"身体语言",俗话说:"心有所思,手有所指"。手的魅力并不亚于眼睛,甚至可以说手就是人的第二双眼睛。手势表现的含义非常丰富,表达的感情也非常微妙复杂。如招手致意,挥手告别,拍手称赞,拱手致谢,举手赞同,摆手拒绝;手抚是爱,手指是怒,手搂是亲,手捧是敬,手遮是羞等等。手势的含义,或是发出信息,或是表示喜恶感情,能够恰当地运用手势表情达意,会为交际形象增辉。使用手势应该注意:

(1) 在交往中,手势不宜过多,动作不宜过大,切忌"指手画脚"和"手舞足蹈"。

(2) 打招呼、致意、告别、欢呼、鼓掌属于手势范围,应该注意其力度大小、速度的快慢、时间的长短,不可过度。鼓掌是表示欢迎、祝贺、赞许、致谢等的礼貌举止。在正式社交场合,观看文艺演出、重要人物出现、听报告、听演讲等都用热烈鼓掌表示钦佩、祝贺。鼓掌的标准动作应该是用右手掌轻拍左手掌的掌心,鼓掌时不应戴手套,宜自然,切忌为掌声大而使劲鼓掌,应随自然终止。鼓掌要热烈,但不要"忘形",一旦忘形,鼓掌的意义就发生了质的变化而成"喝倒彩"、"鼓倒掌",有起哄之嫌。这样是失礼的。注意鼓掌尽量不要用语言配合,那是无修养的表现。

(3) 在任何情况下都不要用大拇指指自己的鼻尖和用手指指点他人。谈到自己时应用手掌轻按自己的左胸,那样会显得端庄、大方、可信。用手指指点他人的手势是不礼貌的。

(4) 掌心向上的手势有诚恳、尊重他人的含义;掌心向下的手势意味着不够坦率缺乏诚意等。攥紧拳头暗示进攻和自卫,也表示愤怒。伸出手指来指点,是要引起他人的注意,含有教训人的意味。因此,在介绍某人、为某人引路指示方向、请人做某事时,应该掌心向上,以肘关节为轴,上身稍向前倾,以示尊敬。这种手势被认为是诚恳、恭敬、有礼貌的。

(5) 有些手势在使用时应注意区域和各国不同的习惯,不可以乱用。因为各地习俗迥异,相同的手势表达的意思,不仅有所不同,而且有的大相径庭。如在某些国家认为竖起大拇指、其余四指蜷曲表示称赞夸奖,但澳大利亚则认为竖起大拇指,尤其是横向伸出大拇指是一种污辱。阿拉伯人用两个小拇指拉在一起表示断交,吉卜赛人掸去肩上的尘土表示你快滚开。由此不难看出,每种文化都有自己的"手势语言",千姿百态的手势语言,饱含着人类无比丰富的情感。它虽然不像有声语言那样实用,但在人际交往中能起到有声语言无法替代的作用。

(6) 日常生活中某些不雅的行为举止会令人极为反感,严重影响交际风度和自我形象,应该十分注意避免。如当众搔头皮、掏耳朵、抠鼻孔、剔牙、咬指甲、剜眼屎、搓泥垢等,尤其在餐桌上更应注意。参加交际活动前不要吃葱、蒜、韭菜等异味食品,如果已经吃过这类食品应该漱口,含茶叶、口香糖、口香液以除异味。咳嗽、打喷嚏时,请用手帕或手巾纸捂住嘴转向一侧，避免发出大声。在拜访别人时，这些简单的礼仪要求都是必须遵守的，否则你将是一位不受欢迎的客人。

2. 表情　是人内心的情感在面部、声音或身体姿态上的表现。当外部客观事物以物体的、语言的、行为的方式刺激大脑时，人就会产生各种内在反映即情感，这种情感会通过人体相应的表情呈现出来，表现在人的面部、身体、姿态、声音上。人们常说情动之于心、形之于外、传之于声就是这个意思。人的面部表情是复杂的。古人说："人身之有面，犹室之有门，人未入室，先见大门"。现代心理学家总结过一个公式：感情的表达=言语（7%）+声音（38%）+表情（55%）。比如打电话时虽然看不到打电话的人，但表情却能影响传过来的声音，没有哪一个人能以愤怒的表情说出优美和蔼动听的问候语。可见表情在人与人之间的感情沟通上占有相当重要的地位。健康的表情给人的印象是深刻的，它是优雅风度的重要组成部分，这里着重介绍面部表情中的目光和微笑。

（1）目光：眼睛是人体传递信息最有效的器官，它能表达出人们最细微、最精妙的内心情思，从一个人的眼睛中，往往能看到他的整个内心世界。一个良好的交际形象，目光是坦然、亲切、和蔼、有神的。特别是在与人交谈时，目光应该是注视对方，不应该躲闪或游移不定。在整个谈话过程中，目光与对方接触累计应达到全部交谈过程的50%～70%。人际交往中诸如呆滞的、漠然的、疲倦的、冰冷的、惊慌的、敌视的、轻蔑的、左顾右盼的目光都是应该避免的，更不要对人上下打量挤眉弄眼。介绍几种凝视：

1）公务凝视：洽谈、磋商、谈判等正式场合用。给人一种严肃认真的感觉。这种凝视注视的位置在对方脸部，以双眼为底线，上到前额的三角部分。谈公务时，如果你注视对方这个部位，就会显得严肃认真，对方也会感到你有诚意，你就会把握谈话的主动权和控制权。

2）社交凝视：各种社交场合使用的注视方式，注视的位置在对方唇心到双眼之间的三角区域，当你的目光看着对方脸部这个区域时，会营造出一种社交气氛，让人感到轻松自然。这种凝视主要用于茶话会、舞会及各种类型的友谊聚会。

3）亲密凝视：注视的对象是亲人之间、恋人之间、家庭成员之间使用的注视方式。凝视的位置在对方双眼到胸之间。交谈时要将目光转向交谈人，以示自己在倾听，这时应将目光放虚相对集中于对方某个区域上，切忌"聚焦"，死盯对方眼睛或脸上的某个部位，因为这样会使对方难受、不安，甚至有受侮之感，产生敌意，无意中积小恶而产生抵触、敌意情绪，很不值得。

（2）微笑：笑有很多种，轻笑、微笑、狂笑、奸笑、羞怯的笑、爽朗的笑、开怀大笑、尴尬的笑、嘲笑、苦笑等，其中微笑是最美的。微笑是指不露牙齿，嘴角的两端略提起的笑。几乎没有人不会微笑，但有相当多的人不善于利用微笑。微笑是社交场合中最富吸引力、最令人愉悦，也最有价值的面部表情。它可以与语言和动作相互配合起互补作用，它不但表现着人际交往中友善、诚信、谦恭、和谐、融洽等最美好的感情因素，而且反映出交往人的自信、涵养与和睦的人际关系及健康的心理。因此微笑在社交中，在生活中，在工作中都有非常深刻的内涵。微笑着接受批评，显示你承认错误但不诚惶诚恐；微笑着接受荣誉，说明你充满喜悦但不骄傲自满；遇见领导、老师，给一个微笑，表达了你的尊敬但无意讨好；微笑着面对困难，用笑脸迎接一个悲惨的厄运，用百倍的勇气来应付一切的不幸，说明你经得住考验和磨炼，你有战胜困难的勇气和信心。

其实，温和、含蓄的微笑不仅是社交的手段，而且深寓着一个人的人生价值观。我国有句俗话叫做"和气生财"，要成就一番事业需要天时、地利、人和，天时不如地利，地利不如人和，而微笑最易营造人和的氛围。微笑是宝贵的无形资产，可以说成功从微笑开始。一个大公司的人事经理经常说："一个拥有纯真微笑的小学毕业生，比一个脸孔冷漠的哲学博士更有用"。因为微笑是一个人的基本素质，也是公司最有效的商标，比任何广告都好，因为它能深入人心。应该注意的是：微笑一定要发自内心、亲切自然。只有发自内心的微笑才富有魅力，让人愉悦欢心。切忌不要为了讨好别人故作笑颜、满脸微笑。

第五节　服务礼仪的基本规范

一、来访与接待的礼仪

接待或拜访是很多企业员工的一项日常性的工作。在接待和拜访中的礼仪表现直接关系到企业形象。所以，接待来访的礼仪历来都受到重视。接待的礼仪有如下内容：

1. 热情迎接　以愉快的心情向来访者打招呼，起身握手相迎，对上级、长者、客户来访，要起身上前迎候，对于不是第一次见面的同事、员工，可以不起身。

2. 周到接待　不能让来访者坐冷板凳。如果自己有事暂不能接待来访者，要安排助理或相关人员接待客人。不能冷落了来访者。

3. 耐心倾听　认真倾听来访者的叙述。来访者都是为有事而来，因此要尽量让来访者把话说完，并认真倾听。

4. 记录在案　对来访者的意见和观点不要轻率表态，应思考后再作回复；对一时不能作答的，约定一个时间后再联系。

5. 作出反应　对能够马上答复的或立即可办理的事，应当场答复，尽快解决，不要让来访者等待，或再次来访。

6. 避免中断　正在接待来访者时，有电话打来或有新的来访者，应让助理或他人接待，以避免中断正在进行的接待。

7. 礼貌拒绝　对来访者的无理要求或错误意见，应有礼貌地拒绝，而不要刺激来访者，使其尴尬。

8. 友情送客　要结束接待，可以婉言提出，也可用起身等身体语言告诉对方本次接待就此结束。

二、电话的基本礼仪

接听电话也是一门学问。虽然你看不到和你通话的人，你也要像他们就在你的面前一样对待他们。他们一直在注意着你的声音，包括语调和心情，你需要把你全部的注意力投入在电话中。你的态度应该是有礼貌的，声音是适中的、清晰的、柔和的，不要在电话里喊叫或声音很尖。有趣的是，如果你要使你电话里的声音好听，你试一试带着微笑，但他听到你的声音时就像你在微笑。人们能通过你的声音辨别你的心情是快乐还是烦恼。

1. 重要的第一声　当我们打电话给某单位，若一接通，就能听到对方亲切、柔和的问候声，心里一定会很愉快，使双方对话能顺利展开。在电话中只要稍微注意一下自己的行为就会给对方留下完全不同的印象。同样说："你好，这里是××医院"。如果声音清晰、悦耳、吐字清脆，给对方留下好的印象，对方对其所在单位也会有好印象。因此要记住，接电话时，“我代表单位形象”的意识应牢记心中。

2. 要有喜悦的心情　打电话时我们要保持良好的心情，这样即使对方看不见你，但是从欢快的语调中也会被你感染，给对方留下极佳的印象，由于面部表情会影响声音的变化，所以即使在电话中，也要抱着“对方看着我”的心态去应对。

3. 清晰明朗的声音　打电话的过程中绝不能有吸烟、喝茶、吃零食等小动作，即使是懒散的姿势对方也能够“听”得出来。如果你打电话的时候，弯着腰躺在椅子上，对方听你的声音就是懒散的，无精打采的；若坐姿端正，所发出的声音也会亲切悦耳，充满活力。因此打电话时，即使看不见对方，也要当作对方就在眼前，尽可能注意自己的姿势。

4. 迅速准确的接听　现代工作人员业务繁忙，桌上往往会有两三部电话，听到电话铃声，应准确迅速地拿起听筒，最好在三声之内接听。电话铃声响一声大约 3 秒，若长时间无人接电话，或让对方久等是很不礼貌的，对方在等待时心里会十分急躁，连带损坏了单位形象。即便电话离自己很远，听到电话铃声后，如果附近没有其他人，我们应该用最快的速度拿起听筒，这样的态度是每个人都应该拥有的，这样的习惯是每个办公室工作人员都应该养成的。如果电话铃响了五声才拿起话筒，应该先向对方道歉，若电话响了许久，接起电话只是“喂”了一声，会令对方十分不满，留下恶劣的印象。

5. 认真清楚的记录　随时牢记 5W1H 技巧，所谓 5W1H 是指① When 何时；② Who 何人；③ Where 何地；④What 何事；⑤Why 为什么；⑥HOW 如何进行。在工作中这些资料都是十分重要的。对打电话，接电话具有相同的重要性。电话记录既要简洁又要完备，有赖于 5W1H 技巧。

6. 了解来电话的目的　上班时间打来的电话几乎都与工作有关，公司的每个电话都十分重要，不可敷衍，即使对方要找的人不在，切忌只说“不在”就把电话挂了。接电话时也要尽可能问清事由，避免误事。我们首先应了解对方来电的目的，如自己无法处理，也应认真记录下来，委婉地探求对方来电目的，就可不误事而且赢得对方的好感。

7. 挂电话前的礼貌　结束电话交谈时，一般应当由打电话的一方提出，然后彼此客气地道别，说一声“再见”，再挂电话，不可只管自己讲完就挂断电话。

服务礼仪的一个基本原则就是“让来访者满意”。如何令来访者满意，需要我们从礼仪着手，加强自身修养，以良好的精神面貌、恰当的礼仪规范来面对来访者。

（夏雪敏）

第四章 人际沟通的态度与影响因素

社会是由人组成的,人与人之间是相互联系的一种关系。人与人之间的关系中最为具体的是沟通的关系。本章就人际沟通中的态度问题,以及影响人际沟通的客观环境、个人因素等各种原因加以论述。

第一节 人际沟通关系与态度

一、沟通关系与态度

人际沟通一般在两个平面展开:一个是内容平面,另一个是关系平面。内容是指沟通中所传递信息的实质性含义;关系是指沟通各方在沟通中所处地位和联系方式。在沟通中如果各方所处地位恰当,联系方式得体,则沟通各方的关系可以处于和谐有效的良好状态中,内容的沟通将可以顺利展开。如果在沟通中各方地位不当,联系方式不得体,则沟通关系将处于紧张与不和谐的状态,内容沟通将产生障碍,甚至无法进行。

态度是人们对于外界事物现象的一种稳定的心理倾向,它由认知成分(认识、理解和评价等)、情感成分(赞成、喜爱、尊敬或者反对、厌恶、藐视等)和行为倾向(即行为的准备状态)组成,其中情感成分是它的核心。在沟通过程中,沟通态度通过沟通者的言语、行为、表情等表现出来之后,首先就直接对沟通关系产生影响。例如:诚恳、友善、平等的沟通态度,有利于建立良好和谐的沟通关系,虚伪、粗暴和藐视的沟通态度则必使沟通关系紧张不和。

二、关注的态度

关注是一种体现认真、重视和负责精神的态度表现。沟通时表现出关注,可以立刻博得对方的好感:"啊,他很关心我所讲的事情!""我的话已经引起他的重视,没有白费口舌。"讲话的人便会安心、专注地讲下去。如果沟通时缺乏关注,行动上便会表现出似听非听、漫不经心、敷衍应付等等,对方马上会想:"他对我根本不关心、不重视!""他心里想着别的事呢!""我说的他能明白吗?"讲话的人会失去沟通的兴趣和信心,沟通便不能正常进行。

关注是建立任何信任关系的前提。美容咨询师与求美者的沟通通常是十分耗费精力的,不仅要了解求美者语言文字的含义,还要通过观察求美者的表情举止等深入理解求美者的“言外之音”,“听”求美者的心声,没有关注的态度是不行的。

沟通过程中的关注一般表现为:聚精会神地倾听;目光保持正视;及时给对方以反馈,如点头、适当的微笑等;耐心地提出问题或回答问题。

三、真诚的态度

真诚是指真实诚恳和真心诚意。真诚的感情基础是“爱心”,是“与人为善”。没有爱心和与人为善之意,便不会有真诚。不能简单地把真诚与“心直口快”、“实话实说”等同起来。有的人不管对方感觉如何,很随意地表现出自己的冲动,自以为“怎么想就怎么说”才是真诚的,甚至无意中把自己的想法和感情强加于人。尽管他说的是“真话”,但也并不等于真诚,因为这样做可能已使对方感到不快,甚至受到伤害。真正的真诚,必须从爱心出发,替对方着想,应尽最大的努力避免伤害对方。美容医学咨询师有时必须向患者隐瞒真实病情,但他的心是真诚的,他对患者充满爱心,一切是为患者好。如果说关注是信任的前提,则真诚便是信任的基础。当患者从美容医学咨询师的言语神情中感受到真诚时,心情便会放松,信任便会发展和巩固,沟通就便会顺利地展开;反之,当患者对美容医学咨询师的真诚产生怀疑时,心情便会紧张,戒心由此产生,沟通将会发生困难。

四、尊重的态度

尊重的态度是建立成功和相互信赖的沟通关系的基本要素,当一个人受到尊重时,就意味着他受到了平等对待,他的存在和价值得到了别人的承认和肯定。当你在沟通中尊重对方时,就如同向对方传递了这样的信息:“我尊重你”,“你对我很重要”,“我珍视同你的交往”。

第二节　人际沟通关系的影响因素

人际沟通不可能在真空中进行,它会受到客观环境中许多因素的干扰。同时,沟通者个人的生理、心理等因素也会对沟通产生影响。

一、客观环境因素对沟通的影响

1. 嘈杂声干扰　像门窗开关的碰击声、邻街的汽车声和叫卖声、邻室的音响声、各种机械噪声,以及与沟通无关的谈笑声等等。

2. 环境氛围的影响　像房间光线昏暗,沟通者便看不清对方的表情;室温过高或过低,及难闻的气味等,会使沟通者精神涣散,注意力不集中;单调、庄重的环境布置和氛围,有利于集中精神、进行正式而严肃的会谈,但也会使沟通者感到紧张、压抑而词不达意;色彩鲜丽活泼的环境布置和氛围,可使沟通者放松、愉快,有利于促膝谈心。

3. 隐私条件的影响　凡沟通内容涉及个人隐私时,若有其他无关人员在场,缺乏隐私条件,便会干扰沟通。回避无关人员的安静场所则有利于消除顾虑、畅所欲言。

二、个人因素对沟通的影响

个人因素范围较广，既有生理性的因素，也有心理、社会性的因素。其中与沟通有较密切关系的因素包括：

1. 生理因素的影响　例如暂时性的生理不适，像疼痛、气急、饥饿、疲劳等，会使沟通者难以集中精力而影响沟通。但当这些生理不适消失后，沟通就能正常进行。永久性的生理缺陷，则会长期影响沟通，如感官功能不健全（听力不足、视力障碍甚至是聋哑、盲人等）、智力发育不健全（弱智、痴呆等）。与这些特殊对象进行沟通便要采取特殊方式，如加大声音强度和光线强度，借助哑语、盲文等。

2. 情绪状态的影响　沟通者处于特定情绪状态时，常常会对信息的理解“失真”。例如，当沟通者处于愤怒、激动状态时，对某些信息的反应常会过分（超过应有程度），这也会影响沟通。

3. 个人特征的影响　现实中每个人都会因其生活环境和社会经历的不同而形成各不相同的心理、社会特征。许多特征都会不同程度地对人际沟通产生影响。人格对人际沟通的影响包括如下一些方面：

（1）性格特征的影响：例如两位性格都很独立、主观性又很强的人相互沟通，往往不容易建立和谐的沟通关系，甚至会发生矛盾冲突。而独立型性格的人与顺从型性格的人相互沟通，则常常因为“性格互补”而建立良好的沟通关系，有利于沟通的顺利展开。一般来说，与性格开朗、大方、爽快的人沟通比较容易，而与性格内向、孤僻、拘谨、狭隘的人沟通，往往会遇到许多困难。

（2）认识差异的影响：由于个人经历、教育程度和生活环境等不同，每个人的认识范围、深广度，以及认知涉及的领域、专业等都有差异。一般来说，知识水平越接近，知识面重叠程度越大（例如专业相同或相近等），沟通时越容易相互理解。知识面广、认知水平高的人，比较能适合与不同认知范围和水平的人进行沟通。

（3）文化传统影响：文化发展具有历史的延续性。不同地域、不同民族的文化在长期的发展过程中会形成许多具有鲜明地域性和民族性特征，从而形成特定的文化传统。这种文化传统的影响定势，总是在左右着每个人的行为，形成它们既有共性又有个性的“文化”特征。一般来说，文化传统相同或相近的人在一起会感到亲切、自然，容易建立相互信任的沟通关系。当沟通双方文化传统有差异时，理解并尊重对方文化传统将有利于沟通；反之，将对沟通产生不利影响。

4. 沟通技能的影响　例如有的人口才很好而写作不行，口头交流时讲得头头是道，但书面交流则困难重重；有的人正好相反。另外，像口齿不清、地方口音重、不会说普通话、书面记录速度慢等，也属沟通技能方面的问题，也会影响沟通。人际沟通的情境千差万别、千变万化，其影响因素也颇为复杂多样。了解一些常见的影响因素，有利于沟通者在设计沟通时“兴利除弊”，在沟通进行时随机应变。

美容医学咨询师应有较好的心理素质，要有较强的调适能力，以便在沟通时能有效地控制情绪，保持良好的心理状态，以利沟通。

美容医学咨询师还应努力扩展自己的知识面，提高文化水平，特别应注重人文社会科学知识的学习和修养，加强自己在人际沟通方面的适应能力和应对能力，以便与各种各样的患者对象进行有效的沟通。

第三节 人际沟通的一般原理

一、人际沟通的目的性

人与人做沟通时，有其目的性存在。比如你在一个城镇中迷路了，想开口问路希望能够获得帮助，不论你问的是什么对象，一名警察或是小孩，不论你的语气是和缓或着急，均有一个你所要设法求得的目的性存在，就是你想知道你身处何方，如何找到你要走的路。或者与人借东西，沟通中的许多文字也许是多余的，也许不好意思开口，而拐弯抹角地说，但其目的仍是要跟人借东西而做的沟通。所以沟通时具有目的性。

美容医学咨询的目的非常明确，从大的方面说是为了提高美容手术的接受率，提高求美者满意度，减少美容纠纷的发生率等。从细微处说，沟通的目的就更加明确，主要是了解求美者的人格、动机、需要；说服其接受何种手术；打消其对美容医学的误解等。

二、人际沟通的象征性

沟通可能是语言性的也可能是非语言性的，如面部表情能够表现出你的非语言沟通，或者用文字沟通，如书信、文章或文摘等，能够传达出其表征的涵义，均有一种象征性的作用。所以比如吵架，破口大骂是一种非理性沟通方式，也有冷战不说话，但双方彼此也能够明白对方所表征出的意思。

对美容医学服务而言，最优质的服务本身就是一种沟通。因为，良好的环境，和蔼可亲的态度，一丝不苟的工作，良好的医护人员形象本身就传达着一种积极的信息，能够让求美者感觉良好的信息，令他们产生信心的信息。

三、人际沟通的关系性

人际沟通的关系性是指在任何的沟通中，人们不只是分享内容意义，也显示彼此间的关系。在互动的行为中涉及关系中的两个层面，一种是呈现于关系中的情感，另一种是人际沟通中的关系本质在于界定谁是主控者。而关系的控制层面有互补的也有对称的。在互补关系中，一人让另一人决定谁的权力较大，所以一人的沟通信息可能是支配性的，而另一人的信息则是在接受这个支配性。在对称关系中，人们不同意有谁能居于控制的地位，当一人表示要控制时，另一人将挑战他的控制权以确保自己的权力；或者是一人放弃权力而另一人也不肯承担责任。互补关系比对称关系较少发生公然的冲突，但是在对称关系中，权力较可能均等。

美容医学咨询师与求美者的关系是一个复杂的关系，基本特点是一种不平衡的关系。从专业知识角度上说，是内行与外行之间的关系，专业美容医学咨询师掌握着专业的知识，在沟通中处于主动的地位，沟通的信息可能是支配性的。求美者由于不具备专业知识或专业知识掌握不全面，在沟通中处于被动的地位。

四、人际沟通的后天性

因为人际关系好像是自然的，与生俱来的能力，所以很少有人注意沟通形态与技巧。

有时把一些沟通上或态度上的错误都想成“这是天生的,无法改变的”,就不试着去改变自己的错误沟通态度。其实沟通是需要学习的,我们要试着去观察周遭环境的人,谁的沟通技巧好,谁的态度顽固不化,都是值得我们去学习或警惕自己别犯了同样的错误,所以我们都必须学好人际沟通,而且要不断地从学习和练习中获益。

第四节　人际沟通的社会心理原理

一、首因效应与近因效应

我们通常所说的印象实际上指第一印象(first impression)或最初印象(primary impression),在社会心理学中,由于第一印象的形成是最初获得的信息比后来获得的信息影响更大的现象,因而也被称为首因效应(primary effect)。与首因效应相比,在总的印象形成上,新近获得的信息比原来获得的信息影响更大的现象,被称为近因效应(recent effect)或称为最近效应。第一印象一经建立,它对于后来获得信息的理解和组织有着强烈的定向作用。由于人的认知平衡和心理平衡的作用,人们必须使后来获得信息的意义与已经建立起来的观念保持一致。

最初获得的信息及由此信息形成的第一印象在总的印象形成过程中作用更大,因为我们在最初接触陌生人的时候,注意的投入完全而充分,此时印象最为鲜明、强烈,而后继信息的输入,我们的注意会游离,从而使其对我们的影响下降。人们已习惯于用先入为主的最初印象轨道解释一些心理问题。

近因效应不如首因效应突出,它的产生往往是由于在形成印象过程中不断有足够引人注意的新信息提供,或者是原来的印象已经随时间推移而淡忘。近因效应还与个性有关,一个心理上开放、灵活的人倾向于产生近因效应,而一个高度一致、稳定倾向的人,他的自我一致和自我肯定会产生首因效应。

建立良好第一印象的方法是善于表现自己,给别人留下良好、深刻的印象。社会心理学家艾根 1977 年根据研究得出同陌生人相遇时,按照 SOLER 模式表现自己,可以明显地增加别人对我们的接纳性。S 表示坐或站要面对别人;O 表示姿势要自然放开;L 表示身体微微前倾;E 表示目光接触;R 表示放松。

从描述中我们可以得出“我很尊重你,对你很有兴趣,我内心是接纳你的,请随便”。轻松良好的第一印象。

卡耐基在其名著《怎样赢得朋友,怎样影响别人》一书中,总结了给人留下良好第一印象的六条途径,即:真诚地对别人感兴趣;微笑;多提别人的名字;做一个耐心的听者;鼓励别人谈自己;谈符合别人兴趣的话题,以真诚的方式让别人感到自己很重要。

二、人际沟通中的晕轮效应

人们将从已知的特征推知其他特征的普遍倾向概括为晕轮效应。其正面效应是通过某一方面建立有关别人的印象,最迅速、最经济,帮助人们尽快适应多变的外部世界;其消极的一面在于以偏概全,使人们对别人的印象与本来面目相去甚远。人们习惯于按照自己对一个人的一种品质的存在推断出他还具有一些品质是一种普遍的倾向,如知道某人是正直的,则容易把这人想像成刚直不阿、真诚可信、办事认真、可信赖等,甚至爱屋及乌。外表的吸引力有着明显的晕轮效应(halo effect),当一个人的外表充满魅力时,其与外表无关的特征,也会得到更好的评价。晕轮效应既是快速认识他人的一种策略、方式,但有时却可能会产生有害的结果。

三、人际沟通中的刻板效应

有些人习惯于机械地将交往对象归于某一类人,不管他是否表现出该类人的特征,都认为他是该类人的代表,而总是将对该类人的评价强加于他,从而影响正确认知,特别是当这类评价带有偏见时,会损害人际关系。例如,求美者一般会认为老医生比年轻的医生有经验,让他们做手术比较放心。这种刻板印象容易形成先入为主的定势效应,妨碍求美者对年轻医生信任的人际关系的形成。

刻板印象的形成途径主要有两类:亲身经验和社会学习。当人们第一次与一个群体接触时,他们与其成员的互动就成了刻板印象形成的基础。一个群体中特殊的成员对刻板印象的形成有着重要作用;一个群体的行为对我们的知觉起着很大作用,群体的社会角色往往限制了我们所看到的行为,即一个群体所承担的社会角色,所要完成的工作往往决定了他们如何做。刻板印象还从父母、老师、同学、书本及大众媒体习得而来,如西方影视作品中仆人都是黑人形成的刻板印象便是明显的例证。

刻板印象的好处是能快速地了解一个陌生或不太熟悉的人或群体的特征,但刻板印象也有其弊端:①它夸大了群体内成员间的相似性,从而对个体的知觉产生先入为主、以偏概全的偏差;②夸大了群体间的差异性,容易产生偏见与歧视。

四、人际沟通中定势效应

定势效应是指人们头脑中存在的某种固定化的意识,影响着人们对人和事物的认知和评价。当我们与他人接触时,常常会不自觉地产生一种有准备的心理状态,用一种固定了的观念或倾向进行评判。例如许多求美者在接受手术前,均有这样一种顾虑,美容手术一定很痛苦。其实,并不是这样的。痛苦可能是难免的,但绝不是像求美者想像的那样。同样,我们与陌生人人际交往的开始,往往要借助于定势效应,将我们准备的心理状态用于对待人与事上。

五、人际沟通中投射效应

人际关系中的投射效应,即“以小人之心,度君子之腹”,指与人交往时把自己具有的某些不讨人喜欢、不为人接受的观念、性格、态度或欲望转移到别人身上,认为别人也是如此,以掩盖自己不受人欢迎的特征。如自私的人总认为别人也很自私,而那些慷慨大方的人认为别人对自己也不应小气。由于投射作用的影响,人际交往中很容易产生误解。

第五节　人际沟通基本类型

根据信息载体的异同,沟通可以分为言语沟通和非言语沟通。言语沟通建立在语言文字基础上,又可分为口头沟通和书面沟通两种形式。

一、口头信息沟通

绝大部分的信息是通过口头传递的。口头信息沟通方式十分灵活多样,它既可以是两人间的娓娓深谈,也可以是群体中的雄辩舌战;既可以是正式的磋商,也可以是非正式的聊天;既可以是有备而来,也可以是即兴发挥。

1. 口头信息沟通的优点　在这种方式下,信息可以在最短的时间内被传送,并在最短的时间内得到对方回复。如果接受者对信息有疑问,迅速的反馈可使发送者及时检查其中不够明确的地方并进行改正。良好的口头信息沟通有助于对问题的了解。

2. 口头信息沟通的缺点　口头信息沟通也有缺陷,信息从发送者一段段接力式传送过程中,存在着巨大的信息失真可能性。每个人都以自己的偏好增删信息,以自己的方式诠释信息,当信息经过长途跋涉到达终点时,其内容往往与最初的涵义存在着较大的偏差。而且这种方式不是总能省时,有时甚至浪费时间。

二、书面信息沟通

适合于口头沟通的原则同样适合于书面沟通。书面沟通的技巧就是要设法使读者有欲望读下去。这意味着:你要先确定想要表达的主要意思。然后用合适的方式将它表达出来。不管是使用何种书面沟通方式,重要的是保证表达能够被理解。

1. 书面信息沟通的优点　书面记录具有有形展示、长期保存、法律防护依据等优点。一般情况下,发送者和接受者都拥有沟通记录,沟通的信息可以长期保存下去,如果对信息的内容有疑问,过后的查询是完全有可能的,对于复杂或长期的沟通来说,这尤为重要。同时,由于要把表达的内容写出来,可以促使人们对信息更加认真地思考。因此,书面沟通显得更加周密,条理清楚。

2. 书面信息沟通的缺点　相对于口头沟通而言,书面沟通耗费时间较长。同等时间的交流口头比书面所表达的信息要多得多。事实上,花费一小时写出来的东西只要15分钟就可以表达完。书面沟通另一个缺点,是不能即时提供信息反馈,口头沟通能够使接受者对其所听到的东西及时提出自己的看法,而书面沟通缺乏这种内在的反馈机制,其结果是无法确保所发出的信息能够被接收到。

三、非语言沟通

1. 人际沟通中的非语言因素　非语言沟通是指通过某些媒介而不是讲话或文字来传递信息。交相闪烁的红绿灯、慷慨激昂的语调都属于此类。教师上课时,当看到学生们无精打采的眼神及百无聊赖的表情时,其意尽在不言中,学生已经通过无声的方式明确地表达了他们的厌倦之情。一个人的衣着打扮,谈话时的举止无不向别人传递了某种信息。

非语言沟通的内涵十分丰富,包括副语言沟通、身体语言沟通和物体的操纵等多种形式。

(1) 副语言沟通 :心理学家称非语言声音为副语言。最新的心理学研究成果表明,副语言在沟通过程中起着非常重要的作用。一句话的含义往往不仅取决于其字面的意义,而且取决于它的弦外之音。

副语言分为口语中的副语言和书面语中的副语言。口语中的副语言是通过非语言的声音,如重音、声调的变化、哭、笑、停顿来实现的。语音表达方式的变化,尤其是语调的变化,可以使字面相同的一句话具有完全不同的含义。书面语中的副语言是通过字体变换、标点符号的特殊运用以及印刷艺术的运用来实现的,例如某几个字加着重号或用黑体强调。

（2）身体语言沟通:在沟通过程中,人们无不处于特定的情绪状态中。这种情绪状态,除了可以用直接的表达或副语言告知对方外,还可以委婉地以身体语言表达。身体语言沟通用目光、表情、势态、衣着打扮等形式来传递或表达沟通信息。

人们可以通过面部表情、手部动作等身体姿态来传达诸如攻击、恐惧、愤怒、愉快、傲慢等情绪或意图。例如,在你很忙碌的时候,有邻居来借件东西。你给了他东西后,他却仍然待在你家与你聊天,你内心肯定希望邻居赶快走,可是在表面上你只能很礼貌、专注地听着,于是通过东挪挪室内的花瓶,西移移室内的摆设来暗示这位邻居"该是你离开的时候了"。除非这位邻居没有感觉或者太专注于自己的话题,否则谈话很可能因此而结束。

沟通者的服饰往往也扮演着信息发送源的角色。人们习惯认为,穿黑色衣服常被视为是严肃、庄重的。如果一位领导穿着运动服在训斥下属,那么他说话的权威性将大大降低,下属容易产生不认同感,或者偏向认为领导只是很随意地说说。在正式的谈判中,如果有一方举止随便的话,很容易被对方视为轻视,不尊重自己,也就容易导致谈判失败。

（3）物体的操纵信息沟通:除了运用身体语言之外,人们也能通过物体的运用,环境布置等手段进行非语言的沟通。

2. 有效运用非语言沟通　在面对面的沟通过程中,那些来自语言文字的社交意义不会超过35%,而65%是以非语言方式传达的。因此,正确运用非语言沟通,有助于你获得良好的人际关系。

（1）丰富的表情:表情是仅次于语言而最常用的一种非语言符号,因此,交际活动中面部表情备受人们的注意。而在千变万化的表情中,眼神和微笑是最常见的交际符号。

1）眼神:注视的时候要掌握好长短。对于不太熟悉的人,注视时间要短;对于谈得来的人,可适当延长注视时间。注视的位置亦应选择适当。在交往中,目光应投放在额头至两眼之间。

2）微笑:笑主要是由嘴部来完成的。微笑的基本特点是:不发声、不露齿,肌肉放松,嘴角两端向上略微翘起,面含笑意,亲切自然,最重要的是要出自内心,发自肺腑。

（2）合理的空间距离,常见的沟通距离有:

1）亲密区:与对方只有一臂之遥,适合进行较敏感的沟通。只有较亲密的人,才允许进入该区,如果陌生人进入,人们通常会感到不舒服,并设法拉开距离。

2）私人区:朋友之间交谈的距离保持在一臂之遥到距离身体0.76~1.2m左右。

3）社交区:延伸到2.1~3.6m远,适合于一般商务及社交的来往。例如,多数办公桌的设计,都是要人们坐在社交区的范围内。

4)公共区:更远至3.6m外,是人们管不到,也是可以不理会的地方。

（3）恰当的副语言:一般来说,人在高兴、激动时,语调往往清朗、欢畅,如滔滔海浪;而悲伤、抑郁时则黯淡、低沉,如幽咽泉流;平静时畅缓、柔和,如清清小溪;愤怒时则重浊、快速,如出膛的炮弹。从一句话的字面看,往往难以判定其真实的含义,而它的弦外之音则可传递出不同的信息。恰当的语调、音调和语速可以完整正确地传递人与人之间的信息和情感,加深沟通的程度。

（4）优雅的态势:态势是说话者传情达意的又一重要手段,一种沟通"语言"。它包括说话者的姿态、手势、身体动作等，既可以帮助说话，又可以诉诸对方视觉的因素。态势作为一种沟通语言，我们在说话中应怎样正确地运用它呢？

1）态势要美观：站着说话时，身体要伸直、挺胸、收腹，重心放在两腿之间，两臂自然下垂，形成一种优美挺拔的体态，使对方感觉到你的有力和潇洒，留下良好的印象。坐着说话时，上身要保持垂直，可轻靠在椅背上，以自然、舒适、端正为原则；双手可以放在腿上，或抱臂，无论是坐姿还是站姿，在非正式场合可随便一点，但在正式场合就应比较讲究。

2）要有明确的目的：我们在说话时，一举手一投足，都要使其有内在的根据和清楚的用意，这样才能更好地发挥态势语的表达和交流作用，就能更有助于获取说话的最佳效果。

3）要确切精练：说话时，我们运用态势语的主要目的是要沟通感情，补充或加强话语语气，帮助对方理解。因此，态势要精练，不要太“花”，要以少胜多、恰到好处。例如手势动作，如果不间断地随便使用，或者多次重复使用同一种手势，就有可能丧失它的功效。

4）要得体：说话时要根据环境和对象运用各种态势语。在长辈和上司面前不要用手指指点点，更不要勾肩搭背，否则就会被看做是一种失礼行为。在同辈和亲朋好友面前可以随便一点，但也要掌握分寸，切忌用手指点他人的鼻子和眼睛。要时刻注意你的各种态势应与你的说话内容默契配合，自然灵活，恰到好处。

第六节　人际沟通的原则与技巧

一、人际沟通的原则

1. 换位思考　对建立良好的人际关系很重要。如我们经常想，“如果我在他的位置上，我会怎样处理？”“这时候他是怎么想的呢？”经常站在对方的角度去理解和处理问题，一切就会变得简单多了。一般而言，善于交往的人，往往善于发现他人的价值，懂得尊重他人，愿意信任他人，对人宽容，能容忍他人有不同的观点和行为，不斤斤计较他人的过失，在可能的范围内帮助他人而不是指责他人。他懂得“你要别人怎样对待你，你就得怎样对待别人”；懂得“己所不欲，勿施于人”；懂得“得到朋友的最好办法是使自己成为别人的朋友”；懂得别人是别人而不是自己，因而不能强求，与朋友相处时应求大同，存小异。换位思考也就是“同理心”（empathy），是沟通与协调的最大助力。

2. 善用赞扬和批评　心理学家认为，赞扬能释放一个人身上的能量，调动人的积极性。“赞扬能使羸弱的身体变得强壮，能给恐怖的内心以平静与依赖，能让受伤的神经得到休息和力量，能给身处逆境的人以务求成功的决心”。有报载，一位欧洲妇女出门旅行，她学会了用数国语言讲“谢谢你”、“你真好”、“你真是太棒了”等，所到之处，都受到热情接待。真心真意，适时适度地表示你对别人的赞扬，赞扬要对人也对事，能够增进彼此的吸引力。

要善于落落大方地说谢谢。我们经常认为特别亲近的人不需要说谢谢，太小的事不需要说谢谢，我们在生活中不太愿意直接表达我们的感谢，而是愿意记在心中。事实上，真诚的发自内心的感谢闪烁着人性的光辉。

与赞扬相对的是批评。一般情况下,应多作赞扬,少用批评,批评是负性刺激。通常只有当用意善良、符合事实、方法得当时,才有可能产生积极的效果,才能促进对方的进步。批评时应注意场合与环境,应对事不对人,不能对一个人产生全盘否定,这样会挫伤对方的积极性与自尊心,应就现在的一件事而不是将以前的事重新翻出来,忌讳说诸如“我忍你很久了”、“你这人是无可救药了”等言语,即使批评也要保持措辞与态度友好、真诚。

3. 主动交往与沟通　每一个人都需要有丰富的人际关系世界,并在这个世界上帮助与被帮助、同情与被同情、爱与被爱、共享欢乐与承受痛苦。在社会交往中,那些主动进行交往活动,主动去接纳别人的人,在人际关系上较为自信。主动交往的稀少源于两方面的原因:①缺乏自信,担心遭到拒绝,担心别人不会像自己期望的那样理解、应答,从而使自己处于窘迫的局面,伤害了自己的自尊。事实上,问题远没有我们想像的那么严重,因为人际关系中,双方都需要适应,需要人际关系支持陌生情境。②人们在人际关系方面有许多误解,如先同别人打招呼,在别人看来低人一等;那些善于交往的人左右逢源,都有些世故,有些圆滑;我如此麻烦别人,别人会认为我无能,会讨厌我;等等。人的主动交往很重要,特别是当面临人际危机时,主动解释,消除误解,重新建立良好的人际关系非常重要。

4. 温情与移情　人与人的温情主义,人与人之间应该有更多的仁爱。人际关系的本质是人与人之间情感的联系与沟通,情感的沟通越充分,双方共同拥有的心理领域就越大,人际关系就越亲密。移情不是同情,而是交往双方内心情感的共通与同一。人是经验主义者,对别人理解高度依赖于自己的直接经验,因此,自我经验的丰富,是理解与移情的必要前提。总之,做人要有一颗温暖的心、一个冷静的脑、一种关怀别人的情怀、一腔回报社会的热情。

二、人际沟通的一般技巧

1. 在和谐的情境下沟通　沟通在平实且和谐情境下进行较有效。一般来说,沟通需要心平气和的氛围,无论从环境还是心境,均需要平和协调。有时人们喜欢在茶社会谈,就是选择茶社那里的气氛,有利于营造一种谈话的情境。

2. 明确沟通目的与主题　沟通应该掌握主题,表达时要尽量清楚明确。沟通具有一定的功利性,这就是沟通的目的性。沟通有时会漫无边际,譬如朋友之间的聊天。对于有目的的沟通来说,漫谈可以为真正的目的营造一种气氛,此刻的漫谈就有了构建谈话背景的作用。

3. 表达合实际与合情理　在沟通中表达事项要切实际,并且合情理。切忌高谈阔论,扯东道西,让沟通对方云里雾里,不知所措,无法与你谈话主题同步。务实的沟通一定是非常具体的沟通,有时需要在沟通前记录下沟通要点的细节,以防沟通时漫无目标。

4. 容纳多方面的观点　沟通是一种互动的过程,不能一言堂,要允许别人讲话,要能容纳多方面的看法与意见。

5. 避免讽刺与说教的方式　武断、讽刺、说教等沟通的方式,最主要的问题是将沟通平等原则彻底放弃,使沟通的对方处在一种尴尬的境地,如此地位是不容易接受积极信息的。

6. 应该心存同理心　沟通应该有同理心,也就是尊重与关怀别人的需求与感受,设身处地为别人着想。沟通本质上是人与人的关系，个人主义至上、完全不顾及别人的感受、自说自话、自我中心，即使你是正确的，也仅仅只是单方面表达而已，并不一定为别人所理解或听从。

7. 风度、幽默与信心兼顾　沟通过程中的个人魅力十分重要，具体表现在讲话与姿态具有风度、幽默感，而且十分自信。这种魅力可以营造出一种轻松的谈话氛围，有利于沟通。

8. 积极倾听的原则　在许多时候，学会听别人说，可能比说更为重要。一个沟通的高手，不仅仅是说话的艺术家，而且一定是一个善于倾听的人。听沟通对方的讲话，意义是多样化的：一是尊重对方讲话的权利；二是真正弄清楚对方的意思；三是尽可能地理解与了解对方的有关信息。

9. 讲究说话的艺术　注意语言与表达能力之培养。也就是说，一个真理也要有正确的表达方式，才能够被别人接受。

（刘艾明）

第五章

语言交流原理与说话艺术

语言是交流沟通的基本元素，是医患沟通的主要手段和工具。本章讨论语言交流的基本原理和语言交流的技巧，同时也论述医患语言沟通的误区，以及说话的艺术。

第一节 语言交流基本原理

一、语言交流特点

语言交流又称口头信息交流，当然也包括使用书面文字来交流，但面对面的语言交流还是以口头语言为主。语言在交流过程中不仅承担信息传递功能，还可以激励和抑制交流对象的情绪。

语言活动有六个变量：何故、何事、何人、何时、何地、如何，或者说是什么人、什么地方、什么时候、为什么、怎么样、说什么。国外学者把这些统称为社会语境问题。语言交流的艺术就在于在具体的场合、面对具体的人、表达特定或接受的信息。作为美容医生学会讲话的艺术十分重要，特别是根据具体语境，恰如其分地表达信息是一项需要精心训练的基本功。

二、语言沟通能力

一个人从出生到成人，从不懂语言到学会怎样使用语言，都需要靠语言来生存。在学校的成长期间，你所接受教育的很多内容是关于语言及其使用的。

一旦学会怎样使用语言，词语就会帮助你与他人进行沟通，并能获得对他人的理解。你对语言的驾驭能力如何，使他人对你产生这样或那样的印象；你语言的运用水平让他人知道你所处的阶层和所接受的教育。你的语言以及专业语言运用能力如何，直接关系到你的成功。

俗话讲"话是开心的钥匙"，巧妙而得体的语言可以使人排忧解难，获得莫大的快乐。反之，"语言可以伤人，甚至杀人"。恶言污语会把好的事情办得更糟，甚至出现激烈的情绪直至发生大打出手，造成"人命关天"的恶果。

天下没有哪一个人不喜欢赞扬而喜欢斥责的。唐太宗李世民，被称为历史上不可多得的明君，以纳谏而闻名天下。但是，面对犯言直谏丞相魏征，退朝后不止一次气愤地对皇后讲："我总要杀掉这个乡下佬"。

每个人从小就开始学习语言，但是要学好语言，特别是能够巧妙地运用好语言，却不是那么容易，因为它是人生哲学重要的组成部分，还伴随着观念的转变。

语言和"做人"关系也很大，有的人喜欢魏征的刚正直言，说话就可能直来直去；有的人喜欢《红楼梦》中的宝钗，说话婉转动听。

三、词语的内涵与沟通问题

"你拿的是一本书"，表达的是一种物品。"和平"就是一种抽象的概念。词语是一种符号，它表示所提到的物品或概念。词能唤起强烈感情，表示抽象的概念，比如"自由"和"爱"容易被错误地理解，因为它带有很多内涵，即每个人对一个词所拥有的情感和联系。例如，当我们听到"爱"这个词时，我们不仅仅考虑这个词本身，而是把它与某个人或拥有的某种经历联系起来。比如，联想起我正在和某人谈"恋爱"，或是父母之"爱"等，词语的内涵可能引起沟通问题。

人们在对一件物品或一个概念的想法永远不会与另外一个人的想法完全相同，因为每一个人都有不同的经验。为了使听者明白要说的内容，说话者在头脑中首先要明白你要说什么。如果一种思想或感情在说话者头脑中是模糊的，那么说出来的内容将是令人困惑和模棱两可的。说话者有责任把思想表达清楚，而听者有责任设法准确地理解它。

在讲到某种题目时，你必须要使用一些非常专业的词汇。例如，讨论个人电脑，你要明白 CPU、硬盘等专业术语。事实上你在谈到有关计算机的内容之前就需要学习这些术语的。

在我们变换思想、情感和活动时，新的含义不断地创造出来，在我们思考、阅读、旅行、交朋友和感受生活时，词语与我们的联系和连接也在改变。

第二节　语言交流的技巧

一、语言交流中增加了解的技术

1. 引导　是指引求美者暴露特殊的情感内容，分间接、直接两种。间接引导是向求美者提供一个广阔的起点，使求美者能够详细阐述。例如，对一个欲做面部除皱术的老年妇女说："人老老一张脸，对此您一定会有体会！"使美容求术者可以顺此而阐述自己的想法。直接引导是医患保持相互作用的重要途径，主要是发问，如"你为什么要做除皱术？"发问可以是开放的或封闭的。

2. 集中　是将交谈的内容和情感从广阔的领域导向有专门意义的特定领域。如在探索求术者的动机时所问："那么究竟做这个手术是你自己的心愿，还是你丈夫的主意？"

3. 阐明　由于对求美者所提供的信息尚未理解，可以请其在复述中再明确一些。不理解的原因有很多，最常见是表达含糊不清。可以采用反问："我不明白你为什么怕见别人，是因为你的鼻子吗？"

4. 重申　即重复求美者说的内容，反馈给求美者。如"你认为别人会笑话你的下巴，是吗？那又怎么样呢？"

5. 沉思　是对求美者所述说的内容作一番思索，也表示对求美者诉说的一种聆听。

6. 证实　交谈结束时，核对一下对求美者所提供信息意义的理解，使双方都懂得信息已被接受和理解。

二、语言交流中发送信息的技术

1. 鼓励性语言　当要想鼓励求美者用语言表达意向时，可以给予求美者这样的鼓励："我希望您说得详细一些"。在求美者难以表达自己意见时用以鼓励求美者十分有效。

2. 提供信息和教导　目的是向求美者提供资料，供求美者在较广泛的范围选择，并帮助他们为自己的健康或利益监护承担责任。给予信息是单纯提供资料，而教导是帮助求美者将资料应用于他们的特殊需要。譬如，"重睑术后一般要一个星期拆线"，这就是一个单纯的信息。

3. 反馈　包括给予意见、反映及面谈。当求美者问到或证明愿意听取有关他们行为的意见时，反馈是有帮助的，给予反馈后询问求美者对反馈的反应是很重要的。如医生将自己的看法告诉求美者后，反问求美者："你对我所说的有何看法"。

4. 支持　是一种强化求美者的内部应变性，以增加应对能力的方法。这是一种给予合理希望的努力。其信息包括"您可以应付这些问题"、"天下并不是你一个人有这样的缺陷，你看我同样有，也活得很好"。

第三节　沟通语言的原则

在沟通时，首先是你在说什么？如果你自己都不知道你在讲什么，那么听者就更不知道你说什么了。因此，主要考虑语言表达问题。

1. 话要说得清楚　话要说得清楚是沟通双方的首要一环。说话模棱两可，就会造成双方的误解。有时因句子结构错误使我们要表达的意思不清楚，而影响沟通，特别是一些正式场合，例如演讲，必须要清楚。因为你没有第二次去澄清自己观点的机会。

2. 话要说得有力　有力的说话方式是能直接表明观点。说话有力，是表示演说者的激情、热情更可信，更有吸引力和更有说服力，容易感染听众。为了获得有力的说话方式，你应该避免一些特定的沟通行为。①避免讲模棱两可的话和用比较含糊的修饰词语，比如"我猜想"、"某种……"这些表达方式容易削弱说话的威力。②消除比如"啊"或"你知道"这些含糊的表达形式，这些词语也使说话者听起来不确定。③避开附加提问，即以陈述开始以问题结束的表述，如"搞一次聚会非常重要，是吗？"附加提问使说话者显得不果断。④不要使用否认自己的表白。否认自己的表白是那些辩解或请求听者原谅自己的词语或表达方式。例如"我知道你或许不同意我的观点，但是……"以及"我今天确实没有做什么准备"等。

除了使用有力的语言外，在说话时，还要用一些行动性的词语来沟通，这样就会造成一种紧迫的感觉。有些句子安排成主动语态而不是被动语态时，语言就更加鲜明。"这个男孩击中了球"就比"球被这个男孩击中"更有力。

3. 话要说得生动　讲故事，用第一人称说话，以"我当时在场"、"发生在我身上"的角度来叙述是特别生动的，为听者重造一种经验，通常能使他们感受到你所感受到的。还有一些诗词和歌曲为我们提供了新的表达方式，听起来更新鲜，更激动人心。

4. 得体的仪式语言　熟人见面交谈规则我们大家都非常清楚,因为我们自己经常参与这种交谈。这种交谈表明语言是一种仪式。仪式语言存在于期待我们做出例行性反应的环境中。问候是一种仪式,我们简要地相互应答,通常只是把一半的注意力放在听上。然后去做自己的事。

我们使用的仪式是由语言环境决定的。如果参加一个葬礼,我们应该对死者的家属说:“他是一个好人,我们会想念他的”,等于说死去的人的好话;在婚礼上,我们就祝福新郎新娘幸福,夸奖新娘美丽;等等。

任何社会的语言仪式都是由这个社会的文化观念决定的。在中国的婚礼上,常说:“希望你早得贵子”,“多子多福”的话来表示吉利。而在美国社会中这种问候方式就被认为极端不恰当。

当孩子小的时候对一些仪式语言,如“谢谢”、“再见”等不可能有所反应,但后来慢慢长大在大人的引导下逐步成为自动的习惯性反应。

5. 避免使用伤害人的语言　有些语言在使用时,若运用得不恰当,可能造成伤害别人的后果。人们必须对自己不恰当的词语有某种了解,在孩子成长时,他们试着使用听到的新词语,并且从周围成年人的反应中知道他们不应该使用的词语。例如,比较胖的人,对孩子可称“胖乎乎”的真可爱,如果用成“肥仔”就不好;对于成年人的胖,“看你长得多富态”,如果用“肥佬”就对他造成了伤害;对女人的胖,用“多丰满”显得顺耳,若用“肥婆”就不好。针对不同的人都应该有不同的称呼,避免用“肥”的字眼。还有如“你死去吧”、“见鬼去吧”等避免用这些侮辱人格的话。

6. 用委婉的语言　人们在交往过程中,所用语言不要直来直去,用委婉的语言即一种代替其他可能是令人不愉快的语言,就能起到比较好的沟通效果。例如,在公共场所常常有“禁止吸烟”的警示语,但如果在自己的办公室里则可采用“请您协助保持一个无烟环境”,虽然都是一个意思,但在他人看起来就比较舒服。2002 年北京市建筑工地上到处出现这样的牌子“施工给您造成许多不便,谢谢您的谅解”,就给人一个崭新的文明都市的感觉。比如一个人死了,描述死了的词语很多,像“去世”、“升天”、“百年”、“见马克思了”等,就比直接说“死”好一些;如果说,“完蛋了”、“下地狱了”等词语就不合适。

当人们逐渐成熟时,我们就会使用恰当的语言,就能知道在某一种特定的环境下用什么样的语言,因为语言环境支配我们实用的语言。在沟通中,我们必须选择适合语言环境的语言,在一种环境下使用的语言,放在另一种语言环境下就不一定能发挥应有的作用。

7. 要注意道德问题　我们在演说或是交谈中要避免用一些侮辱性词语,如把人贬低成“肥胖、三只手”,用非人类词语形容“你是猪、鸡”,或用绰号“乡下人、乡巴佬”等。还有一些不尊重他人的语言:“你所有的话我都知道,并没有什么神秘感”。

第四节　医患沟通的语言误区

语言是医患沟通的主要手段与工具。在语言表达中,部分医务人员在医患沟通中经常会进入语言沟通的误区,譬如在慎言、失言、误解、方言、承诺、误导等方面出现问题。

一、慎　言

在最早古代医学，语言和草药被看作治疗的手段。即使在现代医学，语言其实也是重要的治疗工具。反过来说，语言也可能伤害病人。因此，慎言是医患语言交流的基本要求。不幸的是说话不当，导致的医疗伤害并不少见。下面就是临床工作中这方面的一个实例。

某年5月的一天上午，女青年周某与未婚夫王某来到某市婚检指定医院进行婚前检查。经内、外、五官科检查后，来到妇产科门诊。接诊医师龙某招呼周某在妇检床上躺下，让其未婚夫在屏风外等候。龙某在检查时，见周某下腹部有花纹，便问："你以前引过产吗？"周某感到吃惊，待明白过来后，予以否认说："没有啊"。龙某坚持地问："那你腹部的妊娠纹是怎么来的？"周某气愤地说："我没有怀过孕，你不要乱说啊。"为了明确周某腹部妊娠为妊娠纹，龙某又请来一位高年资医师为周某检查，这位医师说："是有点像妊娠纹。"后来，他们在体检单上写上了"正常"，将体检单交还周某。周某与男友离开了医院。说者无意，听者有心。站在屏风外面等候的未婚夫听到医师与周某的一番谈话，疑心顿起，便问周某："刚才医师说的妊娠纹是什么意思，你能不能把详细情况告诉我？"周某听了男友的话，感到十分委屈，只好反复解释："我什么也没有，你不要听那个医师乱说。"周某越是解释，男友越是不信，真是越描越黑。原定婚检后去领结婚证的事也因此久拖未办。男友还跑了多家医院，了解到只有生孩子或引产才会出现妊娠纹。男方家人经商量，决定解除婚约。

周某此时以泪洗面，痛不欲生。为洗不白之冤，周某在家人的陪同下找到医院领导和卫生局领导，要求医院为其重新检查，认定周某外阴为未婚型，且处女膜完整。所谓"妊娠纹"实际上是周某减肥后留下的"收缩纹"。后来，医院领导和卫生局领导带领当初检查医师一起到周某家中登门道歉，并同时到王某家说明事实真相，希望双方消除误会，再续姻缘。但王家始终未允。周某向法院提起诉讼，状告医师龙某在婚检时侵犯其名誉权，致使其婚姻失败，精神上受到极大伤害，并要求赔偿经济损失。法院审理此案后，认定医院在为周某婚检时，因管理不严，语言不慎，超越婚检范围，侵犯了周某的名誉权，使周某的名誉和经济受到损失。故判定被告赔偿原告精神损失费5000元，经济损失费2000元，并由被告承担诉讼费。

二、失　言

失言，在人际交往中是常有的事，但一般不会造成太大的恶果。但是医患关系所涉及的是"人命关天"的大事，一旦失言，其后果往往十分严重。

某男性患者，因右上腹、右腰部疼痛、恶心2天后来到某医院就诊。常规检查后，接诊医师拟诊为：1. 急性胆囊炎？ 2. 急性阑尾炎？随即予以庆大霉素肌注，头孢氨苄IV口服处理。3天后，患者复诊，自诉腹部情况好转，但纳差明显，医师予以口服多酶片、甲氧氯普胺等，并做腹部B超和双肾造影检查，报告右肾积水。过了1天，患者到该医院泌尿外科门诊复诊，接诊医师对患者做了进一步检查，诊断为慢性肾衰症。接诊医师对患者说：庆大霉素对肾危害很大，不要再用了。患者即遵医嘱停用庆大霉素，口服尿毒清药物治疗。经治疗，症状改善，病情稳定。

次年，患者以诊治错误为由向医院和有关单位投诉，认为其慢性肾功能衰竭是由于医院错用庆大霉素造成，要求定为医疗事故，赔偿经济损失。经医患双方协商未果。患者正式申请鉴定,经医疗事故鉴定委员会鉴定,认为患者慢性肾衰的直接原因是高尿酸血症、尿酸性肾病、双肾多发结石并积水的结果。虽然庆大霉素有肾毒性的不良反应,但其用药量少(仅用3支),时间短。临床和实验室检查未出现肾功能明显恶化;患者因急腹症就诊时,也并无肾功能损害的临床表现和实验室检验依据。因而使用庆大霉素未违反用药原则,构不成医疗事故。过了一年,患者不服此鉴定,又向上一级医疗事故技术鉴定机构申诉,要求重新鉴定。上级事故鉴定机构维持原鉴定意见。患者仍不服,向所在地区人民法院提起行政诉讼,要求法院定为医疗事故,并赔偿各种经济损失62万元。区法院依法调查取证后,驳回了原告的起诉。患者依法上诉至中级人民法院,经审理,判决驳回上诉,维持原裁定,此为终审判决。这起长达3年的医患纠纷终于落幕了。

医护人员的失言,大致有医患交往中的"不经意"和情急时的"不择言"。本例中,泌尿外科医师在接治复诊患者时。未考虑初诊的实际情况,随口一句"庆大霉素对肾危害很大,不要用了"。换个不同的语境,此话可理解为对患者的关切,不应受到指责;但在患者复诊的语境中,很明显是对初诊医师的不信任,并隐含一定的指责意味。

三、误　解

医患关系交往中,医务人员的解释说明十分重要,但是在解释说明过程中,最为常见的一个问题就是误解。有一个很有戏剧性的病例:

一位63岁的老先生,因3天未解大便和排气,并伴有腹痛、呕吐,于傍晚被送至某医院急诊。经过医师询问病史、腹部摄片及实验室检查后,被诊断为"完全性小肠梗阻"而住院。当天晚上,医师即为这位患者做了急诊手术,手术过程顺利。术后,老先生恢复良好,自觉症状消失,精神逐渐转好,家属认为正是由于医师采取了果断而正确的诊治措施,使患者得以转危为安,故对医护人员的工作充满了感激之情。

第二天查房的时候,当医师查看手术伤口之后,患者之子便问道:"医师,我爸爸什么时候可以吃东西?""放屁!"医师果断地回答道。患者之子听到医师竟然无缘无故侮辱自己,感到十分不解,觉得作为患者家属,询问何时可以进食完全是符合常理的,这位医师怎么能恶语伤人,一时竟不相信自己的耳朵,但是还是强忍不说,又追加了一句:"不好意思,我们不是学医的,不太懂医学专业知识,我想问问我爸爸什么时候可以吃东西?""放屁!"医师再次毫不犹豫大声回答。当时,患者之子的气不打一处来,但是,考虑到仍然要在医院里继续治疗,而不敢"得罪"医师,无奈也就忍了这口气。

患者很快康复,出院时家属向医院有关部门投诉了这位医师。经查实,该医帅其实想表达"当患者放屁及肛门排气皆可以进食了"的意思,结果为了说话通俗,竟然把要说得话缩减成"放屁"二字,致使家属误认为是侮辱之词,造成误解。

人们往往将医术与仁术联系在一起,其实,医术也是一门艺术,而医师的语言更是一扇开启患者心灵的窗户。因此,施仁术者,必当有为患者而"割股"得仁心和爱心,而搞艺术者,则应不断地修炼个人的涵养,提高自己的整体素质,其中,语言素养就是医术中的一个重要组成部分。所谓"恶语伤人三冬寒",指的就是语言不当所造成的后果。

四、方　言

方言,是在某个地域流行,且为某特定人群理解的乡土语言。既是方言,就要允许人家听不懂。人家听不懂,造成理解上的歧义,则达不到语言沟通的目的。如若一般的歧义,倒也罢了,发生在治病救人领域,产生言语沟通的歧义,麻烦可不小。

湖南湘西某医院曾发生过一例“误用方言致婴儿死亡”的教训。一女婴因重症肺炎入院。经治疗后好转,但在即将出院前的一次静脉注射过程中当场死亡。经调查,此次操作是由实习生单独完成的,当时带教护士需处理另一病危者,便叮嘱实习生“慢点推”(这在当地方言中意思是等会推);实习生则以为老师叫她“慢点推”是同意她单独操作,只是需要慢慢地推注药水。该县医疗事故鉴定委员会最后确认:这是一起静脉注射因空气栓塞致死的一级技术事故。其原因是带教护士用方言带教,带教护士对事故负有主要责任。

就事论事。“慢”字在《新华字典》中本有两种含义:一是指速度,“不要太快”或“不快”、“放慢一点”的意思;另一个含义是指态度,“怠慢”、“慢待”的意思。一个词汇,究竟作何理解,取决于语境(包括说话场合、地域、氛围、听众等)。本案例的发生地域在湖南省,该地说“慢点”可理解成“等会儿”,但在多数人群中,均将:“慢点”作“速度”理解,意思为不要太快。因此,实习护士理解成“老师同意我单独操作,只是要求不要太快”,是符合常理的。至于实习护士未能理解带教护士的“等会儿”本意,应看成带教护士以方言带教形成的恶果,理应由带教老师承担主要责任。

实践中,还有不少医护人员不注意规范自己话语的读音,常常使用一些医学上的专有名词和某些特殊领域的专用词语,影响了口语传递信息的效率和准确性。如在某医院门诊部候诊室里,一位护士在按顺序安排患者进入诊室,她大声喊道“幺号”! 排队候诊的患者中没有人应答。护士只好按顺序往下叫号。一位妇女低声说:“真不像话,5 号都看过了,我 1 号怎么还没轮到呢!”旁边一位患者说:“不是叫过你了么? 最先喊的幺号就是你。”

由此可见,在医院这样的窗口服务单位,推广普通话,绝不是语言学者的无病呻吟。由于种种原因,普通话的全面推行在我国尚需时日,但医务人员在与患者语言沟通时,至少应该做到让患者听得懂,使对方在理解时不至于产生歧义,这是最起码的要求。否则,由此而产生的不良后果,医务人员免不了要承担责任。

五、承　诺

承诺是医患交流中最重要的一个环节。合理的、合情的、合法的承诺是语言交流不可缺少的。在此过程中存在不少误区,其中最常见的是夸大的承诺,也就是通俗说法的“夸口”。下面就是一个由于夸口导致的医患纠纷的案例。

患者,男,12 岁。该患者出生后 4 个月时,即发现左侧颈部有一约鸽蛋大小的瘤子,瘤子随年龄增长而增大,在当地医院诊断为血管瘤,因医院无手术条件,才来省城。于某年 3 月 1 日第一次来省城看专家门诊,专家看完病对家长说,此患儿可能是右颈部淋巴管瘤,建议手术治疗。但这种淋巴管瘤手术治疗也有复发的可能。你们如果同意手术就办手续入院治疗(已记录在门诊病历上)。家长说,下面的医院不敢做,你们是省里大医院,只要尽了心,我们不怪你。于是患儿当天住了院。手术前一天,患儿家长再次询问该科室一位住院医师,这位年轻的住院医师说:“诊断是淋巴管瘤。明天就可以手术,这样的手术我们做得多了,保证不会复发。”次日,手术中发现部分淋巴管缠绕在颈部大血管旁,即尽力剥离。术后 5 天,其家长因经济困难,即办出院手续,回当地医院按时拆线,伤口愈合尚可。但一周后颈部又出现肿块,且逐日长大,家长由高兴转为烦恼。20 天后,又带小孩返回省城医院,住原病室。经检查确认淋巴管瘤复发,行注射平阳霉素等方法,淋巴管瘤消失后又出院。出院时,患儿家长要求赔偿上次住院费:“你们的医师说,不会复发,现在又复发了,第一次手术不是白做了?”医务科在了解了各方面情况,查看了专家门诊病历和住院病历,在专家门诊病历上确有“有可能复发”字样。对随意解释病情的年轻医师进行了批评教育。患者家属方才认可,离开了医院。

此案中,住院医师与患方讲话过于草率,无依据地打包票,致使家属高兴而去,烦恼而来。专家门诊病历的文字记载完善,是解除此次矛盾的关键。医患沟通贯穿着医疗全过程,在这一过程中的每个医务人员都有与患者及其家属妥善沟通的责任。任何环节的疏漏和不妥都会引发矛盾,产生纠纷。

六、误　导

医患之间的沟通也是人际关系沟通的一部分。医务人员与病人可能讨论任何一个话题,比如家庭、孩子、爱情等等。但是由于医务人员的特殊身份、医院的特殊环境等语言交流的环境问题,医务人员不经意的话语便可以误导病人。下面就是这方面的一个典型案例。

一位女患者做了子宫全切除手术,术后恢复良好。但是,患者为自己失去子宫而恐惧,怕会因此失去女人的特点。她到医师办公室反复问女医师:“切除子宫后,我还是个正常女人么?”当时,这个女医师因失恋,做了人工流产,受了不少苦,对负情男人充满怨恨,此时听到女患者的絮絮叨叨,触动心思,不耐烦的回答到:“你做女人受的苦还不够么?切除子宫可以免去女人的多少麻烦!男人没有一个好东西。你难道不知道?”

出院以后,这段对话一直都在患者的心中盘旋,她感到自己不再是女人,一开始怕性生活失败,迟迟不敢过性生活,后来变得多疑,对丈夫的言行十分敏感,最终导致婚姻失败。她悔恨自己不是一个完整的女人而整夜不眠,最终跳河自杀。

本案例中涉及的女医生,应该针对女病人的心理困惑,以科学的道理晓之以理,解除其心灵中的顾虑,放下思想包袱,过正常的家庭生活。然而女医生却以个人的情感经历,推论出“男人没有一个好东西”的结论,特别是让病人强烈的感受到子宫切除与其女性身份的丧失相关,这是一个典型的误导,医生要为此承担交流不当的责任。

第五节　说话的艺术与能力

一、说话的艺术

1. 说话艺术与真善美　谈“说话”永远是一热门话题。教导“说话艺术”的课也永远为人们趋之若鹜,觉得多少可学到多一点“窍门”。问题是,“说话”这一门艺术真的有窍门么?曾有人把“说话艺术”简单定义为能说到真、说到善、说到美。问题是话语一滚到舌尖,吐出,是瞬间即发之事,很难顾得周全。

比如一个张飞式的好人,快言快语,凡事必吐之而后快,很真诚,也很真实。但有时坦白得不但不可爱,反而过于逼人,成为别人耳边的一根刺。当然还有个生怕得罪人的朋友,在人与人之间口出善言,口角春风,扮演一帖清凉润滑剂。但其人很会察言观色,说话转弯抹角,有时会老绕着圈而进不了核心。至于那些说话动人,咬文嚼字,死的也可说成活的之人,便有为求美而过于夸张之弊。终归来说,总是言为心声吧！每个人个性本质里,真、善、美早已各有所重,也早已决定说话的艺术。既然个性免不了残缺,说话亦成为一门残缺的艺术。

一般人谈“说话艺术”时,总不外乎在用字、措辞与表达技巧上强调下功夫,但再好的话抛出,要做到掷地有声,才显得合宜,也才衬得出意义非凡,价值珍贵。

2. 说人们喜欢听的话　说人们喜欢听的话有两种最基本的方法。

(1) 加法,即遇物加钱:遇物加钱是指在品评别人所购物品时,对其价格故意高估,从而使对方高兴,求得更好的心理相容。比如,甲买了一套样式挺不错的西服,乙知道市场行情,这种衣服两三百元完全可以买下。于是乙在品评时说:“这套西服不错,恐怕得四五百元吧?”甲一听笑了,高兴地说:“老兄说错了,我220元就买下啦!”这里乙的说法就很有技巧性,在他不知道甲花了多少钱买下这套衣服的情况下故意说高衣服的价格,使对方产生成就感,当然也就使得对方高兴。遇物加钱法很能讨得对方欢心,操作起来也很简单:对其价格高估就行了。当然“价格高估”也需注意,一要对物价心里有底,二不能过分高估,否则就收不到好的效果了。

(2) 减法,即人减岁:芸芸众生,诸色人等,都不过是大千世界的匆匆过客。然而谁都希望自己永远年轻,不愿过早老去。因此,成年人对自己的年龄非常敏感。如一位三十出头的小伙子被看做中年人,他能自在吗?由于成年人普遍存在这种怕老心理,所以“逢人减岁”就成了讨人喜欢的说话技巧了。这种技巧特征在于把对方的年龄尽量往小处说,从而使对方觉得自己显得年轻、保养有方等,产生一种心理上的满足。比如一个三十多岁的人,你说他看上去只有二十多岁,一个六十多岁的人,你说他看上去只有四五十岁,这种“美丽的错误”,对方是不会认为你缺乏眼力,对你反感的,相反,他会对你产生好感,形成心理相容。“逢人减岁”这种方法只适用于成年人(特别是中老年人);相反,对于幼儿、少年,用“逢人添岁”(年龄往大处说)的方法效果较好,因为他们有一种渴望成年的心理。

上面我们所说的言语加减法:“遇物加钱,逢人减岁”,说穿了就是一种投其所好。但是只要我们的目的光明正大,这种投其所好,于自己、于对方、于社会都会无害,相反能给对方、给社会带来欢乐,至多只能说它们是“美丽的错误”、“无害的阴谋”,我们何乐而不为呢?

3. 不要告诉人家你更聪明　用若无其事的方式提醒别人,提醒他不知道的,好像是提醒他忘记了的,这实际上是在说:你更聪明！英国19世纪政治家查士德斐尔爵士曾对他的儿子作过这样的教导:“要比别人聪明,但不要告诉人家你比他更聪明。”苏格拉底也在雅典一再地告诫他的门徒:“你只知道一件事,就是你一无所知。”

无论你采取什么方式指出别人的错误:一个蔑视的眼神,一种不满的腔调,一个不耐烦的手势,都有可能带来难堪的后果。你以为他会同意你所指出的吗?绝对不会!因为你否定了他的智慧和判断力,打击了他的荣耀和自尊心,同时还伤害了他的感情。他非但不会改变自己的看法,还要进行反击,这时你即使搬出所有柏拉图或康德的逻辑也无济于事。

美国罗宾森教授在《下决心的过程》一书中说过一段富有启示性的话:“人,有时会很自然地改变自己的想法,但是如果有人说他错了,他就会恼火,更加固执己见。人,有时也会毫无根据地形成自己的想法,但是如果有人不同意他的想法,那反而会使他全心全意地去维护自己的想法。不是那些想法本身多么珍贵,而是他的自尊心受到了威胁……”

如果你还想知道一些有关做人处世、控制自己、加快人格成熟的知识的话,不妨看看本杰明·富兰克林的自传。他在自传中说:“我立下一条规矩,绝不正面反对别人的意思,也不让自己武断。我甚至不准自己表达文字上或语言上过分肯定的意见。我绝不用‘当然’、‘无疑’这类词,而是用‘我想’、‘我假设’或‘我想像’。当有人向我陈述一件我所不以为然的事情时,我绝不立刻驳斥他或立即指出他的错误;我会在回答的时候,表示在某些条件和情况下他的意见没有错,但目前来看好像稍有不同。我很快就看见了收获。凡是我参与的谈话,气氛变得融洽多了。我以谦虚的态度表达自己的意见,不但容易被人接受,冲突也减少了。我最初这么做时,确实感到困难,但久而久之,就养成了习惯,也许,50 年来,没有人再听到我讲过太武断的话。这种习惯,使我提交的新法案能够得到同胞的重视。尽管我不善于辞令,更谈不上雄辩,遣词用字也很迟钝,有时还会说错话,但一般来说,我的意见还是得到了广泛的支持。”其实,富兰克林在这里并没有提出什么新的观念,这只不过显示了他人格成熟的重要标志:宽容、忍让、和善。

4. 捧人利己的说话　“捧”的名声似乎不太好,大凡捧人者总会被视为阿谀奉承,一副谄媚相。尤其是心高气盛的年轻人,对“捧“心存看法。一是认为有损人格,二是自视甚高,不屑于捧人,三是怕别人胜过自己,弄得相形见绌。不过,正常交际中的“捧”,并不是瞎吹一气,而是根据对方实际,把对方的长处展现出来。俗话说,金无足赤,人无完人。现实生活中,适度的恭维是一种增进友谊、促进双方共同进步的交际艺术。长他人志气,就是长自己的志气。因为你发掘了对方的长处,让他感到光荣,从而对自己的长处更加爱惜,养成比目前更为优越的长处;对方也会反过来长你的志气,让你在荣誉中不断前进。那种只见短处、不见长处,处处把他人看扁的人也不会正确对待自己的优缺点。可见,“捧”绝不是卑下的行为。捧也要有“捧”法,不能乱“捧”一气。最忌讳的就是,在某君独自一人时“捧”他,有时反而让人接受不了。相反,当着众人的面,做一次不过火的“捧”,对方心里一定十分高兴,他人也不会觉得你渲染过分。另外,在某君背后宣扬他的长处,使听者产生良好印象,这比当面捧的效果更好。总有一天,某君也会投桃报李的。正如俗话所说,有钱难买背后好。如果你会写文章,那把它作为捧人的方法,更是无异于替人留名青史了。

二、交谈能力测试

测试说明:下面测试是对交谈能力的测试,对下列题目做出“是”或“有时”或“否”的选择,把各题的正确答案写在题后的括号内。

测试题

1. 你是否时常觉得“跟他多讲几句也没意思”?(　　)
2. 你是否觉得那些太过于表现自己感受的人是肤浅的和不诚恳的?(　　)
3. 你与一大群人或朋友在一起时,是否常常觉得孤寂或失落?(　　)
4. 你是否觉得需要有时间一个人静静地才能清醒头脑和整理好思路?(　　)
5. 你是否只会对一些经过千挑百选的朋友才吐露自己的心事?(　　)
6. 在与一群人交谈时,你是否时常发觉自己在东想西想一些与谈论话题无关的事情?(　　)

7. 你是否时常避免表达自己的感受，因为你认为别人不会理解？（ ）

8. 当有人与你交谈或对你讲解一些事情时，你是否时常觉得很难聚精会神地听下去？（ ）

9. 当一些你不太熟悉的人对你倾诉他的生平遭遇以求同情时，你是否会觉得不自在？（ ）

评分标准：每题选“是”记 3 分，选“有时”记 2 分，选“否”记 1 分。各题得分相加，统计总分。

诊断结果

22—27 分：这表示你只有在极需要的情况下才同别人交谈，或者对方与你志同道合，但你仍不会以交谈来发展友情。除非对方主动愿意频频跟你接触，否则你便总处于孤独的个人世界里。

15—21 分：你大概比较热衷与别人交朋友。如果跟对方不太熟悉，你开始会表现得很内向似的，不太愿跟对方交谈。但时间久了，你便乐意常常搭话，彼此谈得来。

9—14 分：这表示你与别人交谈不成问题。你非常懂得交际，善于营造一种热烈的气氛，鼓励对方多开口，使得彼此十分投合。

（陈婷婷　何　伦）

第六章

电话咨询与沟通

电话沟通属于语言沟通的范畴,但由于其特殊的空间、相对面对面地交流有明显的区别,以及电话沟通在美容医学咨询中的特殊作用,在此将“电话咨询与沟通”单独列为一章特别论述。

第一节　电话沟通的作用与礼仪

一、电话的功能

电话对医疗美容机构的业务开展非常重要,良好的电话礼貌及技巧可使医疗美容机构的业绩增加,而且可以赢得求美者的友谊,建立医疗美容机构的声誉。

医疗美容机构电话的功能如下:

(1) 技术咨询。

(2) 争取新求美者。

(3) 预约或取消预约。

(4) 提醒求美者接受必要的服务。

(5) 回答求美者的问题,提供友善的服务。

(6) 调解求美者的不满,满足求美者的需要。

(7) 接收有关信息。

如果能遵守基本原则,掌握接听的基本技巧,电话对医疗美容机构的成功营运是非常有帮助的。假如事先能有良好的安排并且能妥善利用电话,医疗美容机构的业务一定可以蒸蒸日上。

二、接电话的声音及语调

每打一次电话你都会给对方一个绝对的印象,这个印象是好、是坏完全取决于你的声音及语气。

如果你想成为一个受人欢迎的接电话者,必须养成以下的习惯:

(1) 口齿清晰。

(2) 言辞正确。

(3) 语气柔和、令人愉快。

如此,对方即可马上听懂你的话。如果对方听不清楚或听不懂你的话,通常有下列的原因，应设法改正：

（1）讲得太快，太大声或太小声。

（2）话筒靠得太近或离得太远。

（3）语调太高或太低。

（4）发音不准确。

三、接听电话的礼仪

接听电话者对外形象代表了机构的形象。在日常工作中，掌握了接听电话的礼仪，让对方在您亲切的话语中心平气和地谈事情，通话结束后，对方会对您的机构有极佳的印象。接听电话有如下礼仪：

（1）通话时声音不宜太大，让对方听得清楚就可以，否则对方会感觉不舒服，而且也会影响到办公室里其他人的工作。

（2）接起电话时首先应自报单位名称及所属部门。

（3）接听电话时，要询问对方单位名称及所属部门，接转电话时为指定受话人提供便利。

（4）当对方要找的人不在时，在不了解对方的动机、目的是什么时，请不要随便传话。未授权的情况下不要说出指定受话人的行踪。

（5）当你正在通电话，又碰上客人来访时，原则上应先招待来访客人，此时应尽快和通话对方致歉，得到许可后挂断电话。不过，电话内容很重要而不能马上挂断时，应告知来访的客人稍等，然后继续通话。

（6）在电话中传达事情时，应重复要点，对于数字、日期、时间等，应再次确认以免出错。

（7）如果对方没有报上自己的姓名，而直接询问上司的去向，此时应客气而礼貌地询问："对不起，请问您是哪位？"

（8）要转告正在接待客人的人有电话时，最好不要口头转达，可利用纸条传递口信，这样不仅可以避免泄露秘密，也可以避免由于打岔引起的尴尬和不悦。

（9）听不清楚对方说话的内容时，最好不要犹豫，应立即将状况明确告知对方，请对方给予改善。

（10）如果电话突然发生故障导致通话中断，此时务必换另外的电话再拨给对方，向对方解释清楚。

（11）挂断电话前的礼貌不可忽视，要确定对方已挂断电话，才能放下听筒。

四、接听电话的禁忌

（1）在服务、公务与商务交往中，不允许接电话时以"喂，喂"或者"你找谁呀"作为"见面礼"。特别是不允许一张嘴就毫不客气地查对方的"户口"，一个劲儿地问人家"你找谁""你是谁"，或者"有什么事儿呀"。

（2）对方拨错了电话或电话串了线，要保持风度。切勿发脾气，"要态度"。确认对方拨错了电话，应先自报一下"家门"，然后再告之电话拨错了。对方如果道了歉，不要忘了以"没关系"去应对，而不要教训人家"下次长好眼睛"、"瞧仔细些"。如果有可能，不防问一问对方，是否需要帮助他查一下正确的电话号码。真的这样做了，不是"吃饱了撑的"，而是借机宣传了本单位的以礼待人的良好形象。

(3) 在通话途中，不要对着话筒打哈欠或是吃东西，也不要同时与其他人闲聊。不要让对方由此来感到在受话人的心中无足轻重。

(4) 结束通话时，应认真地道别。而且要恭候对方先放下电话，不宜“越位”抢先。

(5) 在接电话时，再次要注意给予对方以同等的待遇，坚持不分对象地一视同仁。在接待外来的电话时，不卑不亢。这种公平的态度，容易为自己赢得朋友。极其个别的人，长着一对挑肥拣瘦的“势利眼”，即使是接电话，也极为庸俗地“因人而异”、“对象化”的倾向十分明显。他们在接电话时，一开始总是“拿架子”、“打官腔”，先是爱答不理地问上几句“谁呀”、“什么事呀”，然后能推的事情就推，能踢的皮球就踢，“事不关己，高高挂起”。不过他们的“天气”也不总是永远这般“阴沉”，一旦听出来对方是上司、是家人、是朋友或是自己正在求助的人，立即就会“雨过天晴云散尽”，低声下气，细语柔声，卑躬屈膝，有求必应，不怕旁人说自己是一副奴才腔。这种不能平等待人的做法，既容易得罪人，也会让旁人看不起。

(6) 在通话时，接电话在的一方不宜率先提出中止通话的要求。万一自己正在开会、会客，不宜长谈，或另有其他电话挂出来，需要中止通话时，应说明原因，并告之对方：“一有空闲，我马上挂电话给您。”免得让对方觉得我方厚此薄彼。

(7) 遇上不识相的人打起电话没个完，非得让其“适可而止”不可的话，说得应当委婉、含蓄，不要让对方难堪。比如，不宜说：“你说完了没有？我还有别的事情呢。”而应当讲：“好吧，我不再占用您的宝贵时间了”，“真不希望就此道别，不过以后真的希望再有机会与您联络”。

第二节　电话咨询的原则与技巧

一、电话咨询的基本原则

电话咨询是通过声音传达某医疗美容机构的有关信息，必须保证将积极有用的信息有效地传达给求美者，为此必须遵循以下原则：

1. 保证传达积极的信息　医疗美容是一个复杂的技术，其中对于求美者比较敏感的手术并发症以及手术的疼痛问题，很容易产生误解，因此在电话里没有必要清晰说明，尽可能用积极肯定的回答来描述手术。

2. 体现专业化的风范　美容医学咨询是一个专业很强的专业咨询，从接电话开始，就应该体现专业化的风范。有些医疗美容机构，培训了一些电话接待员，仅仅从商业推销角度要求电话接待员，而忽视她们的专业素质，这样的接待是有缺陷的。专业化并不是使用完全的专业性语言，而是说话应该有一定的分寸，以基本的医学美学科学原理为基础，否则有损机构的形象，并带来医疗美容服务过程中的一些麻烦。

3. 积极主动的提出问题　应该通过提问，充分了解求美者的需要与客观的情况。例如，求美者要求祛斑治疗，应该首先询问求美者实际色斑的状况，才能提供解决问题的方案。迅速提出问题可以确定求美者的需要，以便针对性地提供有关信息。

4. 简洁回答问题的原则　一般情况下，应该避免通过电话讨论复杂的问题，特别是一些敏感的问题，如手术可能的并发症、手术的价格问题等，因为电话不一定说清楚。

5. 价格咨询的原则　应该尽量避免一开始就讨论价格问题，尽可能先将一些对机构有利的信息，比如某专家亲自手术，效果如何肯定的信息传递出去。价格指导的咨询应该遵循模糊原则，给一个最低与最高的范围。

二、电话沟通的基本规则与技巧

医疗美容机构中任何从业人员回答电话都应该遵守下列基本规则与技巧。

1. 遵循电话咨询的礼仪　语气诚恳，声调柔和；接电话的动作要快，让求美者拿着听筒等你慢吞吞的来接是最不礼貌、也是最让求美者反感的。回答电话要有礼貌，假如电话铃响得不对时候（因为你无暇或不方便接电话），这并不是对方的错。你应该这样想：对方是为了给你提供一个服务的机会，你当然应该好好回答他。

2. 接电话时要保持愉快心情　回答电话要心情愉快，虽然你看不见对方，你还是要保持微笑。这样一来，你的声音与语调就会不一样。把自己回答电话的声音录起来听听看，然后针对缺点做一番改进。

3. 回答问题应该迅速　回话者应该能马上回答求美者的问题，这也表明了对业务的熟悉程度。如果说话犹豫会让对方对你的信心打折。如果无法立即回答，必须礼貌的请求美者稍等片刻。

4. 多提供机构的良好信息　回答咨询的最佳方式即为其提供资料，但并不一定是对方在电话中所要的资料。当然，你必须回答对方的问题，但是你可以试着不被它所限制。举例来说，假设有人打电话来问手术的价格，你的回答不应该仅止于告诉他价格。你扮演美容求美者的角色，就像你对待来医疗美容机构的求美者一样。

5. 针对求美者需要提供信息　回答说你的医疗美容机构提供许多不同的服务项目，而每一种都是针对求美者的特殊需要所设计。

6. 询问对方的姓名　别忘了要立即请教对方的姓名，并且告诉对方你自己的姓名。假如在电话交谈刚开始的一两分钟，你能多称呼几次对方的姓名，以后就比较容易记住他的姓名。

7. 强调上门咨询的重要性　提供一个让对方前来接受咨询或服务的特定时间，如果他认为不适合，可再换另一个时间，如果还是不适合，不妨问他何时可以。如果对方实在不想到医疗美容机构来，而你却认为他有可能成为你的求美者，你可以要求他留下详细的资料包括姓名、地址、电话，将来有促销或特殊活动时可以通知他。

8. 认真完成电话记录　将求美者来电的所有资料记录在卡片上或记录册上，如果求美者真的上门或再打电话来，就可以提前有所准备。

第三节　电话咨询的程序、记录与回访

一、电话咨询的沟通流程

电话咨询的过程通常有如下过程：问候—提问—解释—结束，现就实际咨询过程举例如下：

问候过程
(××医疗美容中心！你好！需要什么服务？)
↓
倾听过程
(耐心听取,求美者的描述,从声音需要尽力判断求美者身份,实际需要)
↓
提问过程
(根据求美者的需要询问美容适应证、求美需要具体的提问)
↓
解释过程
(回答求美者问题,主要是效果、安全性、伤害、维持时间、价格等)
↓
结束过程
(告知确切的地址)

二、电话咨询记录

电话咨询应该有专门的记录表格,填写求美者姓名、性别、咨询内容等项目。

时间	姓名(性别)	咨询内容	咨询评价	联系方式	结果/分析

三、电话回访

电话回访根据对象,分为求美者回访与术后回访两种。

求美者回访是服务营销的一个组成部分,是服务的重要环节,也是销售的重要手段。求美者回访的主要目的在于:

1. 跟踪销售　针对一些有明确目的与意向的求美者的跟踪访问,以便确定成为所在机构的消费者。

2. 售后服务　售后服务是一些企业的服务延续,例如通过电话咨询了解求美者对服务质量的评价,以及提供解释问题的机会。

术后回访从服务营销方面说,实际上是一种特殊的“售后服务”,只是有更强的专业性要求。术后回访电话必须有计划进行,早发现问题,比晚发现好。如果在求美者想打电话咨询前,你主动打电话给她,她会感觉到你对她的关心。

(张京伟)

第七章

非语言系统沟通

非语言沟通系统是人际沟通过程中不可缺少的重要组成部分。在许多情景下，非语言系统甚至在交流与沟通中起着主导作用。本章将介绍非语言系统的概念与种类，并论述非语言系统的合理使用问题。

第一节　非语言沟通系统

一、非语言沟通的种类

非语言沟通又称身体语言(body language)，指的是人们在沟通过程中，不采用语言作为表达意见的工具，而运用其他非语言的方式传递信息。一般可以区分为动态和静态两种。静态非语言沟通包括容貌、体态、声调、衣着、服饰以及仪表。动态非语言沟通可根据所使用的符号系统分为四类：

动态非语言沟通
- 动觉系统：手势、表情、体态等
- 超语言(额外语言)：音质、振幅、音调、停顿、流畅、语气、速度等
- 时-空接近：时间、空间、朝向、距离等
- 视觉沟通：目光接触等

超语言系统也叫做“副语言(paralanguage)”，是通过口语的声音特征来表达的，一般的语言学者对“副语言”的理解有广义和狭义之分，狭义的“副语言”指有声现象，包括音质、音量、语调、语气、语速、停顿等，如说话时气喘，嗓子沙哑或者清脆，说话带鼻音，某个字音拉得很长，说话瓮声瓮气，结结巴巴说话不连贯等。这些是伴随话语而发生或对话语有影响的，有某种意义，但是那意义并非来自词汇、语法或一般语音规则。广义的“副语言”指无声而有形的现象，也就是和话语同时或单独使用的手势、身势、面部表情、在对话时的位置与距离等，这些也能表示某种意义，一般有配合语言加强表达能力的作用。在书面语言中，这些特征中的一部分可以通过标点符号的方式加以表达。例如，句号、逗号、顿号可以表现口语停顿时间上的差别；句号可以表现陈述语气和语调，问号可以表现疑问、反问、设问等语气和语调，叹号可以表现感叹、惊奇、恐惧、兴奋等语气和语调。另一部分则大多通过语言的具体内容和前后文的衔接等加以表达。有些声音如笑声、哭声、泣声、呻吟声、叫声、咳声、喘气声、叹气声等，都可以直接用文字表示，如“哈哈”、“哼”、“嗯”等。总之，副语言与语言是密不可分的，副语言信号与语言信号的关系更为密切，也更为特殊。所以有的论著不把副语言列入非语言沟通的形式也是有道理的。

副语言可以表达很多情感，例如：人在焦虑激动时，说话总是较快而伴有形体动

作;人在抑郁时,说话则较慢,声调低沉而单调;窃窃私语表示亲切;又说又笑表示兴奋。有时同样的词语,由于副语言的表达方式不同,可产生不同的效果,改变有声语言的意义。如说“我真没想到啊”这句话,通过其声调、速度,抑扬顿挫,则可表达不同的情感,包括憎恨、绝望、欢乐、赞美、爱意等。所以在沟通时人们不能忽视副语言的重要作用。

二、非语言沟通的特点和重要性

非语言信号所表达的信息往往是很不确定的,但常常比语言信息更具有真实性,因为它更趋向于发自内心,并难以掩饰。因此,有人认为非语言沟通的重要性甚至超过语言性沟通。一般认为非语言沟通有四个重要特点:

(1) 非语言沟通是比较模糊的:非语言沟通所传递的信息,可能较语言沟通要模糊不清,因为个人的身体语言可能是有意识地传递某种态度和信息,也可能是无意识的动作,所以相同的行为可能会有不同的解释与理解。

(2) 非语言沟通是连续不断的:人们的非语言行为,是随时随地都在发生,即使我们停止了语言,可眼神、面部表情、肢体动作,都还会不断地透露信息。

(3) 非语言沟通是多重途径同时进行的:非语言沟通的信息常表现为在多重途径得以体现,或者是系列信息同时出现。

(4) 人们对非语言沟通传递的信息更为确信:根据国外学者研究发现,当人的语言信息和非语言信息不一致时,人们比较相信非语言系统传递的信息,其原因可能是人们认为语言信息是比较容易控制、作假,而非语言信息较难完全掌握,往往会泄露内心的真实想法与态度。

在医疗护理工作中,非语言沟通显得更为重要。在某些情况下,非语言交流是获得信息的唯一方法。如使用呼吸器的患者,不能用语言向医护人员表达他的担忧,而只能依靠表情姿势的交流来表达自己的感受。在新生儿病房,婴儿不会与护理人员进行语言交流,说出他们的需要,而有经验的护士常常可从婴儿的表情、动作,特别是啼哭时声调的高低、节奏的快慢、音量的大小,来判断患儿是否出现某些病情变化或生理需要。

在美容医学的互相交流中,对非语言信号的关注也有其重要的意义。医护人员由于工作繁忙,或者条件情况所限,没有过多时间和机会进行交谈,他们之间的交流常受到限制或很简短。在这些情况下,非语言交流加强了语言交流效果,增进了相互间的理解。有人总结了四种非语言沟通的技巧:目光交流、举止交流、皮肤接触和观察识别对象信息。此外,在某些特殊情况下,如抢救心脏骤停的患者时,医护人员之间常通过快速交换目光或点头示意等表情动作进行沟通,以使抢救工作配合默契。因此,非语言沟通是护理工作中获取信息的重要途径。

三、非语言沟通的常用方式

非语言沟通中增加了解的技术

1. 沉默　是给病人以时间与空间,以便不受干扰地来表现自己。而病人的自我表现是医务人员对其了解的重要因素,是任何一种问题解决的先决条件。保持沉默常常需要保持故意的安静,等待病人去集中他的思维。这是一种最难掌握的沟通技巧。

2. 注意　是将能量集中于病人的思维、情感和经验。

3. 观察　包括视、听觉的利用。内容有观察病人的一般表现,衣着、服装、修饰及活动方式,行为习惯、手势、姿态、面部表情和目光等。由此来理解病人的情感和心态。譬如,可以通过观察美容求术者的穿着,来判断其审美观的高低。

4. 聆听　是努力了解病人所表达的内容。聆听可以通过沉默、注意和观察来促进。通过聆听可以归结分析病人述说的内容。

5. 非语言沟通中发送信息的技术　主要是通过身体语言传送信息。身体语言包括面部表情、姿势、躯体距离、动作及目光接触等。借助身体语言可以传送情感和态度。在身体语言中,面部表情具有重要的意义。据统计,在一般沟通中,信息的总效果=7%的语言+38%的音调+55%的面部表情。

四、非语言沟通的主要作用

非语言信号在沟通过程中被认为能够发挥重要作用,需要强调的是语言和非语言沟通是相互关联,而非各自独立的。有学者把非语言沟通的主要作用归纳为以下功能:

1. 重复　非语言的行为可以重复语言的信息。

2. 加强　非语言的行为可以加强语言信息的效果。如讲演者常用挥拳、鼓掌等动作和一些面部表情来体现语言信息,往往起到加强效果的作用。

3. 补充　在沟通过程中,虽然双方可能没有谈到彼此的关系,但第三者可以从他们沟通时的行为举止,判断出互动双方的关系。

4. 规范　非语言的行为可以规范语言的沟通。

5. 矛盾　非语言的行为虽然可以对语言有重复、加强、补充,或者规范语言的沟通,但也可能和语言传达的信息有差异,甚至产生矛盾,也就是我们所说的"言行不一"。我们在衡量这种矛盾的时候,往往会重视非语言行为传递信息的内容,而不重视语言所传递的信息。

6. 取代　非语言沟通可以进一步取代语言沟通,互动的双方也许并不要借助语言,只是透过一些肢体动作,就能把信息传递给对方,如表示不屑时的撇嘴,表示无可奈何时的耸肩,等等。

在美容医学沟通学中,非语言沟通发挥的作用十分重要,结合实际情况,我们把非语言沟通的主要作用归纳为以下几点:

(1) 表达情感:非语言信号经常成为人们真情实感的直接表露,人们的喜怒哀乐都可以用表情体态等形象地显示出来。患者及其家属常常通过非语言形式来表达他们内心的状况,如由于疾病而产生的无望、不安、无能或焦虑。一位母亲在患儿的病床边,紧皱眉头,两眼噙着泪水,神经质地搓着双手,这样的动作、表情传递了她内心的焦虑和激动。医生和护士们也常通过他们的表情动作传递他们的紧张、担忧、焦急和厌烦等情绪。非语言沟通是吐露情感的渠道,也是观察情感的门户。

(2) 验证信息:由于医院陌生的环境和特殊的卫生设施,常使患者及其家属产生相当大的恐惧和不安。为减轻这种不安,患者及其家属会特别留心周围环境的信息,当医护人员工作太忙而不易接近时,他们往往把注意力集中在医护人员的非语言行为上,常利用语言沟通发生前,依靠非语言的观察作为获取信息的方法。如焦急等待肿瘤切片报告的患者,可通过观察医护人员进入房间的面部表情获得一些线索,以弄清即将得到的消息的性质。此外,有些患者的手术是成功的,肿瘤已被切除等,患者仍会仔细观察医护人员的表情以判断医护人员对其病情的真实想法。同样医护人员在观察患者时,也应注意其语言和非语言信号表达的情感是否一致,以掌握患者的真实心理反应。如果一个患者说:“我感到很好”,但其动作表情却明显地表现出烦躁不安和焦虑,医护人员便应特别注意仔细观察,以免发生意外。当非语言传递的信息验证了语言信息时,沟通才是最有效的。

(3) 调节互动:非语言沟通具有调节沟通各方面传递互动方式的作用。在医护人员与患者及其家属之间的沟通中,存在着大量的非语言暗示,如点头、皱眉、降低声音、改变体位、靠近或远离对方等,所有这些都传递着一些不必开口或不便明说的信息,调节着沟通双方的互动行为。例如,医生、护士在倾听患者诉说病史、病情时,若微笑着点头,便表示鼓励患者继续说下去,如频繁地看着手表或向别处张望,便表示有其他急事要办,在暗示患者该停止谈话了。再如交谈沟通中,某一方突然降低声音并凑近对方耳朵,便表示谈话比较机密,不愿被第三者听见,则对方讲话时也会降低声音加以响应。沟通双方诸如此类的互动行为的调节,经常都不是靠语言明说,而是靠非语言暗示来婉转地传递信息的。

(4)显示关系:一条信息总是内容含义(说什么)和关系含义(怎么说)相结合而显示的。内容含义的显示多用语言,关系含义的显示则较多地依靠非语言信号。例如,当护士靠近患者坐着,这种交谈方式显示了双方比较平等的关系。如医护人员站着与躺着的患者说话,往往显示医护人员对患者的控制地位。但在有的场合这种关系含义可能恰恰相反,例如老师坐着而学生站着,正好显示了老师对学生的控制地位。护理人员开会时,围着会议桌坐者往往是年资高、职称高的老护士,年轻的护士和实习生往往坐在第二排。会议桌顶头的位子往往是留给主席或主持人坐的。这种身份地位的关系显示靠的也是非语言信号。和蔼体贴的表情向他人传递了友好的相互关系,而一副生气的面孔和生硬的语调则向他人传递了冷漠和疏远的关系。因此,非语言沟通在维系医护人员、患者、家属之间的良好关系中起着不可低估的作用。

第二节　人际沟通的距离与位置

一、人际沟通的距离

1. 距离语言的含义　由于人们交往性质的不同,个体空间的限定范围也有所不同。一般来说,关系越密切,个体空间的范围划得越小。“距离语言”是行为语言的一个内容,它是借助交往双方的空间距离及其变化,来表达交往的情感、意图和关系程度。当你和别人交往时,总要各自占据一定的空间,相互保持一定的距离,这个距离虽然没有声音,却能像语言一样传达某种含义。美国人类学家爱德华·霍尔博士经过长期观察,根据人们交往关系的不同程度,把个体空间划为四种距离。

(1) 亲密距离(intimate distance):这种距离是人际交往中最小的间距。处于0~15cm之间,彼此可以肌肤相触,耳鬓厮磨,属于亲密接触的关系。这是为了做出爱抚、亲吻、拥抱、保护等动作所必需的距离。常发生在爱情、亲友关系之间。如果用不自然的方式或强行进入他人的亲密距离,可被认为是对他人的侵犯。处于15~45cm,这是身体不相接触,但可以用手相互摸触到的距离,如挽臂执手,促膝倾谈等,多半用于兄弟姐妹、亲密朋友之间,是个人身体可以支配的势力圈。而势力圈以眼前为最大,也就是一个人对前方始终保持强烈的势力圈意识，而对自身的两侧和背后关心次之。据这一原理，飞机上、长途汽车上和影剧院都采取长排向前的坐位，尽量避免对面的坐位，使每个人都拥有一个平均的前方势力圈。需要指出的是，在一些特殊情境下，比如电影院、公车、电梯里，人们的空间距离也十分接近，这时人们会采取一些行为来增加彼此心理的距离，减少心理的不适。

（2）个人距离（personal distance）：这种距离较少直接身体接触，在这个区域内，人们可以清楚地看到对方的外貌，但可能无法察觉到对方的体温和体味。处于45~75cm之间，适合在较为熟悉的人们之间，可以亲切的握手、交谈；或者向他人挑衅也在这个距离中进行。处于75~120cm之间，这是双方手腕伸直，可以互触手指的距离，也是个人身体可以支配的势力圈。

（3）社交距离（social distance）：这种距离已经超出亲密或熟悉的人际关系。处于120~210cm之间，一般是工作场合和公共场所。在现代文明社会，一切复杂的事物几乎都在这个距离里进行。如机关里的领导干部对秘书或下属布置任务；接待因公来访的客人；或进行比较深入的个人洽谈时大多采用这个距离。处于210~360cm之间，表现为更加正式的交往关系，是会晤、谈判或公事上所采用的距离，首长接见外宾或内宾；公司的总经理与下属谈话等，由于身份的关系需要与部下之间保持一定的距离。

（4）公众距离（public distance）：这种距离人际沟通大大减小，很难进行直接交谈。处于360~750cm之间，这是产生势力圈意识的最大距离，人们的互动机会相当有限，也难于进行双向沟通。如教室中的教师与学生，小型演讲会的演讲人与听众的距离。所以在讲课和演讲时用手势、动作、表情以及使用图表、字幕、幻灯等，辅助教具都是为了"拉近距离"，以加强人际传播的效果。处于750cm以上距离位置，在现代社会中，则是在大会堂发言、演讲、戏剧表演、电影放映时与观众保持的距离。

领域学学者研究指出：每个人都有一种领域感，这是一种生来就有的本能的感觉和需要量。当外在因素（交往对方）进入你自己认为属于自己的领域空间后，就会刺激你的心理，使你对这一"进入"的含义做出判断：是表示友好、亲热，还是挑衅、侮辱；是无意识的"越界"，还是有意识的信号。只不过人们很少自觉地从理论角度来认识这一现象，往往表现为下意识地、习惯地应用这一"距离语言"。其中难免有运用不当之处，甚至有违反社交规范的时候。此外，人们对不同空间距离及其变化的语言含义，受到个体心理因素和历史社会习俗的影响，对同一种距离会产生不同的理解。这就形成了不同群体如各民族之间、各年龄阶段人群之间的特殊"距离语言"。然而，也有许多"距离语言"是通用的，不同群体的交往双方都懂得某一"距离"意味着什么。

2. 美容医学咨询的距离　美容医学咨询者与求美者的关系不同于其他的职业与服务关系，在和一般性的医学咨询上也有一定的分别。在咨询关系中，既有社交的内容，又有个人亲密性的关系。这种关系的定位，取决于美容医学咨询的特殊性，它既属于"刚性"的、以健康为最终目的医学咨询体系，又和与生活品质、时尚流行这些"软元素"密切相关的美容医学范畴，所以在衡量美容医学咨询的距离时，一定要考虑到美容医学咨询者与求美者特殊的咨询关系。

二、人际沟通的位置

1. 常见的人际沟通位置　位置也是非语言沟通中的重要环节。不同的位置，表达了不同关系的内容。现在以同样一张写字台,而不同座位来分析交流者之间的关系。

(1) 并排座位:可以是一种平等的交流关系,常见于同事之间、朋友之间等(图 7-1)。

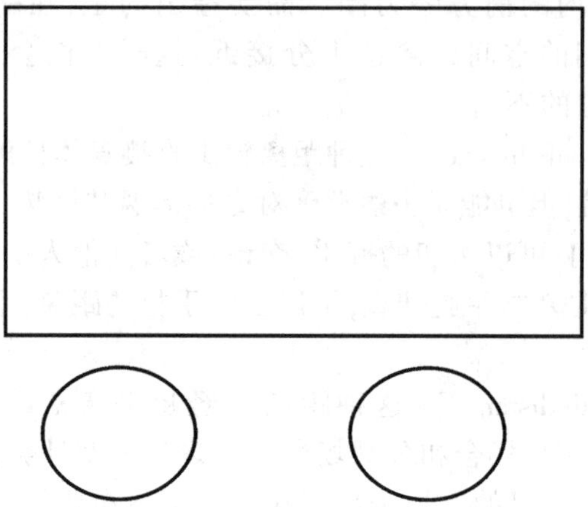

图 7-1　并排座位

(2)远角座位:预示一种比较疏远的关系。在解决分歧时,这种不经意的座位,却有着关系的含义(图 7-2)。

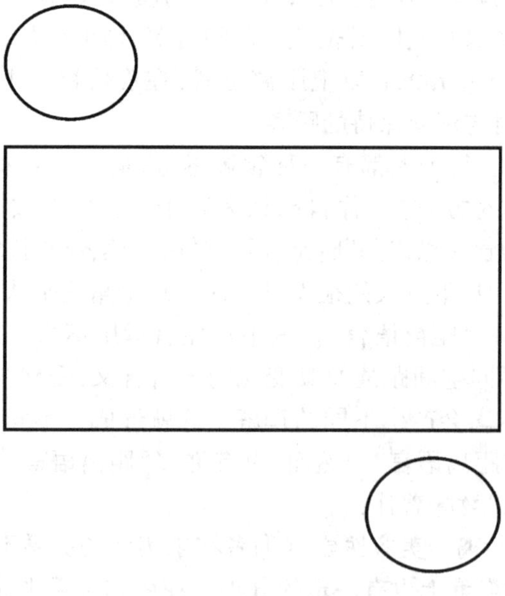

图 7-2　远角座位

(3)远距离面对(谈判桌)座位:一种比较正式的谈判式的座位(图 7-3)。

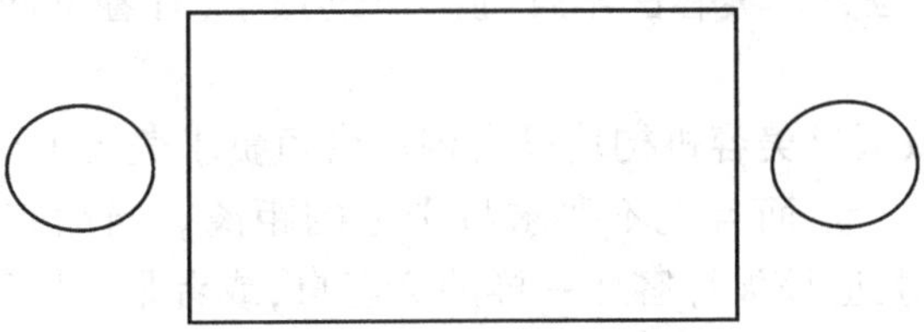

图 7-3　远距离面对座位

(4) 近距离面对面座位：一种上下级之间常见的交流位置形式(图 7- 4)。

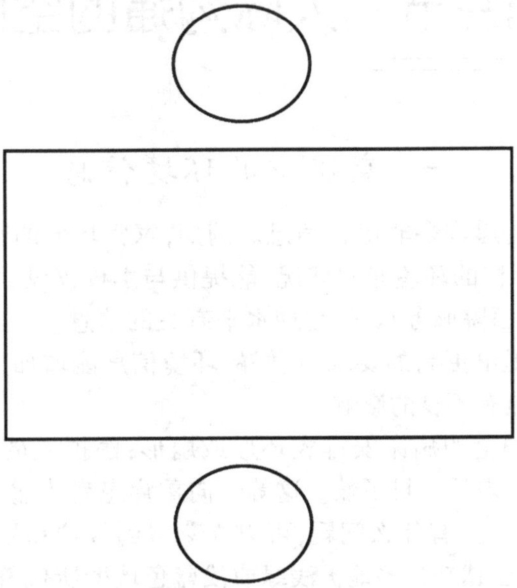

图 7- 4　近距离面对面座位

(5) 近角座位：一种医患关系中最为常见的交流位置(图 7- 5)。

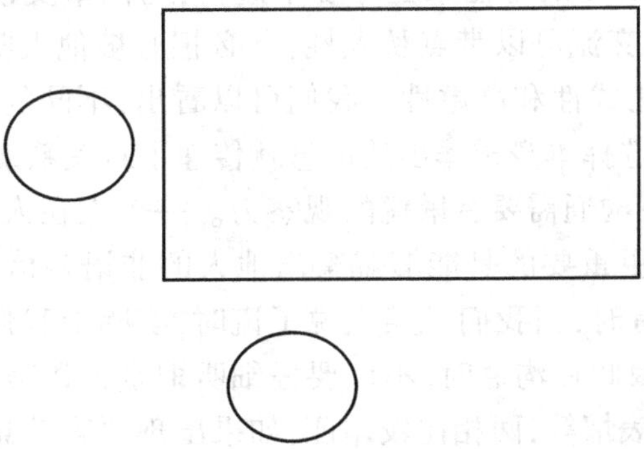

图 7- 5　近角座位

2. 美容医学咨询的位置　美容医学咨询沟通过程中，有着不同的位置要求，要求能够灵活掌握。

(1) 一般接待：多数医疗美容机构均设有咨询台负责求美者上门后的第一次咨询，此刻多数采取的是面对面的位置，而且也不要求特别近的距离。当然有条件的也可以采取"近角位置"，这就要求接待处应该设计客厅一样的会客桌，或者是沙发等。

(2) 专业咨询：一般为第一次咨询之后，确定了相对稳定的咨询关系，多采取"近距离面对位置"或"近角位置"。最为理想的是采用"近角位置"，这样不仅方便检查，而且可以拉近与求美者的距离。

第三节　人际沟通的空间环境

一、交流中的环境信息

环境布置能向人们传递许多非语言信息。例如，家庭环境的布置装饰，能提供与主人雅欲情趣有关的信息；学校的环境布置状况，能提供与学校校风、学风有关的信息；医院的环境布置状况，能提供与医院服务水平、管理水平有关的信息。尤其是现代社会中，人们对医疗机构的环境设施等提出更高的要求，良好的环境信息能增加交流的深度和效果，而对环境信息的忽略会对交流有不良的影响。

有些医院将重症监护室的病床安排成环形或扇形；医护人员工作室处于监护室的中心，并仅用玻璃门窗相隔，内外一目了然。这等于向重症患者传递这样的信息：你们都在医护人员有效的监护之下，一旦有什么问题，可以立刻得到救护和处理，尽管放心。近年来，一些医疗机构中，白墙壁已越来越多地被浅绿或浅蓝色墙壁所代替。儿科病房的墙上贴了孩子们喜爱的和色彩明快的卡通画，护士们换上了浅绿色或淡红色的工作服，一些病室和走廊摆放了绿色植物和鲜花等。这些都可以向患者传递温暖、亲切的信息，特别有利于缓解儿童患者的恐惧心理。原本很"刚性"的诊治场所逐渐加入了一些"柔和"的服务意识，也体现了医院对交流环境的重视程度。

环境的选择也能传递某些信息。选择熟悉的、非正式的环境，表示沟通可以轻松、随便地进行。例如，与亲朋好友交谈可在家庭环境中进行，与同事交谈在办公室里较好。选择隔离或封闭的环境，表示交流可以带点私人性，不必担心被他人听到或看到。在会议室或谈判桌前的沟通则带有正式性和严肃性。我们可以看出，不同的环境选择，也体现了人际关系中的距离定位，环境选择本身透露出的信息就传递了对关系亲疏的判定。

运用非语言信号进行沟通需要有敏锐的观察力。一个人在人际交往的过程中，不但需要理解他人的有声语言，更重要的是能够观察出他人的非语言信号，并且能在不同场合中正确地使用这些符号。有时，当我们说某人说了谎时，实际上我们是发现了他的非语言信息和语言信息的矛盾。因此在沟通时，不仅要仔细听取别人语言中的信息，更要细致准确的观察他人的动作、面部表情等，两相比较印证，如果出现语言信息和非语言信息不符合的时候，多半要进行分析判断，如前所说，人们更倾向于相信非语言行为传递的信息。

在护理沟通中，观察力的敏锐与否直接影响到沟通能否有效地进行。在护士进行社区健康宣教的时候,如果她的听众坐在那里往后一靠,嘴巴下垂,懒散发呆,双臂交叉在胸前,此时有一个有观察力的护士就会有一种“预感”,或者说感觉到听众对她的讲话不感兴趣,需要赶快采取措施,以重新赢得听众的关注;而一个没有观察力的护士则会忙乱地讲下去,其结果就会使听众感到更加厌烦,同时也会给宣教者自己带来烦恼,健康宣教的效果大打折扣。对临床患者的观察除了诸如体温、脉搏、呼吸、血压等生理指标外,患者的面部表情、眼神、举止、体态等非语言信息,更能反映出患者的内心活动和躯体情况。有时,直接询问不一定能得到真实由衷的回答,甚至答非所问,而仔细观察他进食时的神态、动作以及剩下饭菜的数量、品种,便可做出初步判断。因此在沟通中我们要做有心人,不断提高理解、判断非语言信息的能力。当然,正确理解、判断不同情况下的各种非语言信息是一个复杂的过程,没有一本包罗万象的非语言行为辞典,只有在实践中,不断培养和训练自己敏锐的观察能力,才能在护理工作中正确地运用非语言沟通的技巧。

二、美容医学咨询沟通环境基本要求

美容医学机构的内部环境应该有与美容医学工作相适应的环境。总的说来应该在将专业性与生活化结合的大原则下,设计出一种令人感觉轻松与赏心悦目的环境。

1. 独立空间　美容医学咨询应该具有独立的空间,例如,专门设立“美容医学咨询室”,美容医学咨询需要在安静、能够保护个人隐私的环境里进行。独立的空间是美容医学咨询必须具备的硬件条件。

2. 环境布置　美容门诊与咨询室的设计应该尽可能地艺术化,在装饰与色彩的选择上应该力求高雅,给人以安定和静谧的感觉。可以适当地选用一些宣传画,主题可以是艺术化的医学美容手术图片,也可以是一些人体艺术名画,也可以是一些不悖离医学美容主题的图片。理想的美容门诊的装饰风格应该是结合医学专业角度考虑的高档西式咖啡屋的风格,在刚性之中增添柔和,艺术之余不失严谨,既体现严格的医学诊断和治疗的特点,又反映医学美容和艺术紧密相关的特色。总之,给人一种高雅、温馨、舒适、愉悦的感觉。

3. 背景音乐　应该重视音乐对环境的美化作用,可以选择一些中外轻音乐作为背景音乐,营造一种良好的气氛。现在人们普遍认识到音乐和心理调摄之间的联系,如高山流水、阳关三叠、平湖秋月和舒伯特、莫扎特、海顿的小夜曲等,可以使人镇静、安定;春江花月夜、渔舟唱晚和贝多芬的春天奏鸣曲、柴可夫斯基的天鹅湖等,可以抒发情志,有一定的心理学效应。像这样的音乐曲目选择对美容医学咨询效果的强化作用,在很多研究者的专著中都有详细的介绍。选择合适的音乐配合美容医学咨询,对咨询交流起到积极的作用。

第四节　微笑在服务沟通的作用

一、微笑的作用

1. 笑容的力量　笑容是一种令人感觉愉快的面部表情,它可以缩短人与人之间的心理距离,为深入沟通与交往创造温馨和谐的氛围。因此有人把笑容比做人际交往的润滑剂。在笑容中,微笑最自然大方,最真诚友善。英国诗人雪莱曾经说:“微笑是仁爱的象征、快乐的源泉、亲近别人的媒介。有了微笑，人类的感情就沟通了。”

美国伯明翰大学的艾文·格兰特博士认为人有五种基本的笑容：①微笑，这是一种典型的会心的笑容。笑的时候唇部呈向上的弧形，不露牙齿。常见于活动的旁观者。②轻笑，或称“招呼朋友的笑”，常用它作为朋友相遇、亲人相见时一种欣喜的招呼。笑时嘴巴通常只微微张开，只有上牙齿露出来。③大笑，发生在尽情欢快的情况下，笑的时候一般不面对他人。嘴巴张开，上下牙齿均能看见，有“哈哈”声音发出。④抿嘴而笑，常出现在害羞女孩的脸上，它和轻笑类似，只是下唇含在牙齿中。⑤皮笑肉不笑，这种笑不是发自内心，是一个人在假装欣赏别人的笑话或言论时产生的笑。

人们在现代社会中压力巨大，而笑就是这些压力的缓解剂。德国情绪研究所的格罗理教授研究认为：笑能降血压，在血液中产生一种可以消灭病菌的“杀手细胞”；笑 1 分钟可以收到划船 10 分钟的效果，大笑能够释放压力，减轻沮丧感；笑可以刺激人体分泌多巴胺，使人产生欣快感。目前，超过 70% 的疾病都由压力引发，如高血压、心脏病、抑郁症、感冒、失眠、头痛、胃部不适，甚至癌症等，笑正好可以起到缓解压力、放松精神、抵抗疾病的作用。美国洛马林达大学的科学家发现：捧腹大笑，哪怕是设计好的，也能促使人体分泌有益的内啡肽和生长激素。还有一些研究结果表明，笑 20 秒钟能使心跳频率提高一倍，大笑 1 小时能消耗 500 卡热能。

欧美神经生物学家的最新研究结果显示，人类在开始说话之前就已经会笑了。笑，最重要的是自然、大方。微笑、轻笑、大笑都要出于自然。然而大笑可以有，但不可以让它在脸上呆久了，不然的话不但脸部肌肉受不了，礼仪也不允许。只有精神不正常的人才有可能不停地大笑，而不顾及别人。如果对任何人都抱以轻笑，会使人误解这种笑的含义，使人感到莫名其妙，或感到自己被嘲弄，或是感到自己有什么不妥。而微笑是最被人们所欣赏和接受的笑的形式。世界各民族普遍认同微笑是基本笑容或常规表情。

2. 微笑的魅力　有人用这样一段话来解释：“微笑是人良好心境的表现，说明心地平和、心情愉快；微笑是善待人生、乐观处世的表现，说明心理充满了阳光；微笑是有自信心的表现，对自己的魅力和能力抱积极和肯定的态度；微笑是内心真诚友善的自然表露，说明心底的坦荡和善良；微笑还是对工作意义的正确认识，表现出乐业敬业的精神”。

在很多方面，微笑都发挥着重要的作用。在人际交往中，微笑的价值体现更加可贵。微笑可以表现出温馨、亲切的表情，可以表达出善意、友好的心理，能有效地缩短交流双方的距离，给对方留下美好的心理感受，从而形成融洽的交往氛围。它能产生一种魅力，它可以使强硬者变得温柔，使困难变得容易。所以微笑是人际交往中的润滑剂，是广交朋友、化解矛盾的有效手段。如果你面对一个板着脸、不苟言笑的人，会觉得交流的气氛不是很和谐，交流的欲望和兴趣会被减少甚至打消；如果一个本不是很熟悉的朋友对你微笑相向，你会感觉到他的真诚友好，双方的关系会迅速走向一个和谐的状态。

微笑是文明经商的重要内容，是市场中不可缺少的魅力，是开发不尽的资源，是事业成功的重要法宝，是服务行业的一种特殊需求和基本要求。如果在社会服务行业中不重视微笑的巨大作用，往往在经商时会碰壁。我们甚至可以说微笑是一个法力无边的“法宝”，它可以让你不费吹灰之力，却生意兴隆；它可让你减少工作失误，带来利润的增长；它可让你节节高升，直步青云。

面对不同的场合、不同的情况，如果能用微笑来接纳对方，可以反映出你良好的修养和挚诚的胸怀。另外，微笑对于自己最大的好处，是可以在为自己营造良好人际关系的同时，促进个人的身心健康。“笑口常开”的人,往往会给自己一种心理暗示,并产生积极的反馈,使自己活得开心快乐。

二、微笑的要求

1. 不可以假装　应该笑得真诚、适度、合时宜。不是所有笑都对身体有好处。德国情绪研究所专家迪特尔·察普夫教授指出,如果一个人总是抑制自己的实际感受而“假笑”,反而会对健康造成负面影响,空中小姐、售货员等群体尤其如此。“健康的笑是那些真实的笑”。想要笑得好很容易,只要你把对方想像做是自己的朋友或兄弟姐妹,就可以自然大方、真实亲切地微笑了。

2. 要发自内心　当一个人心情愉快、兴奋或遇到高兴的事情时,都会自然地流露出这种笑容。这是一种情绪的调节,是内心情感的自然流露,绝不是故作笑颜、故意奉承。发自内心的微笑既是一个人自信、真诚、友善、愉快的心态表露,同时又能制造明朗而富有人情味的生意气氛。发自内心的真诚微笑应该做到笑到、口到、眼到、心到、意到、神到、情到。

3. 要适度　虽然微笑是人们交往中最有吸引力、最有价值的面部表情,但也不能随心所欲,随便乱笑,想怎么笑就怎么笑,不加节制。试想一个这样的场景:在餐厅吃饭时,坐在你对面的是你的一位朋友,你对她微微一笑,可能她会觉得你非常欢迎她与你共同进餐。可当你面前坐的是一位陌生人的话,你吃一口饭对他笑笑,吃一口饭,抬头看见他,又笑笑,这样一次两次可以,如果次数多了,就会让对方心里发毛:这个人是不是有问题?她也许会以最快的速度换到别的位置上去。所以说,笑得得体、适度,才能充分表达友善、诚信、和蔼、融洽等美好的情感。

4. 医疗服务和医患沟通中的微笑　所有行业的服务规范中都列出了微笑服务的要求。医疗服务当然也不例外。2002 年,我国某市卫生局曾有微笑服务的硬性规定出台,规定要求医护人员在医疗服务中必须要对患者微笑,而且是“露出 8 颗牙齿的微笑”。该规定施行的结果并不理想,并在许多媒体上引发争议。反对者认为,面对痛苦的患者,你们还要裂开嘴笑(这样才能露出 8 颗牙齿),还有没有一点对患者的同情与关怀?“露齿笑是对患者痛苦的漠视或嘲弄”等。因此,医疗服务和医患沟通中要不要有微笑服务又一度引起人们的争论。

在医疗服务和医患沟通中是否需要微笑?答案是明确的。医患关系是一种人际关系,而且是需要更多的关怀、更多温馨的人际关系。因此,医患沟通对微笑的需要更为迫切。只是要根据医患关系的特点,医疗服务的流程来展现医者的微笑。

微笑是人的心境、心态的外显,即所谓“发自内心的微笑”。在医患沟通中,对于微笑谁也不可能事先做出固定的规范要求。再高明、再严格的管理者也不可能对医者规定出:“对谁笑、何时笑、怎么笑。”如果做出硬性、强制性的规定,并辅之以奖惩措施,只会制造出许多“假笑”、“皮笑肉不笑”、“使人尴尬的笑”、“莫名其妙的笑”。这不但无助于医患间沟通,甚至还会因误解而激化医患矛盾。

一些医务人员在患者及其家人面前会有亲切、温馨、又可爱的微笑。总结他们的经验,可以归纳出医患沟通中医者不同的微笑。对于首诊病人,医者会有表示热情的——轻轻的、和蔼的微笑(与毫无表情的冷漠面孔截然不同)。对于受到疾病折磨而痛苦不堪的患者,医者会因为有充满同情关爱的心态而流露出温馨的微笑——淡淡的、浅浅的、真诚的微笑。在对疾病进行诊断治疗时,医者会因意识到肩负着崇高的社会职责,掌握着医疗护理的技术而展现出自信的、坚定的微笑，从而鼓励患者在疾病痛苦面前坚强起来，并与医者积极配合。而对在医疗过程中，病人主动配合治疗和护理，患者身体迅速康复时，医者赞许鼓励的微笑，无疑是一剂更有效的"良药"。医药并不万能，医疗风险也是客观存在，当医疗服务中医者出现了某些失误、某种"回天乏术"的无奈时，除了在语言中向患者及其家属做出必要的说明、解释、坦诚自己的内疚和无奈之外，不要忘记表示歉意、请求宽容与谅解的微笑，这可以获得相互理解。

医疗服务中的微笑完全源于医者健康积极的心态，源于医者认真负责的社会责任和价值追求。医疗服务中医者的微笑不仅是医者仁爱之心的自然流露，是医者崇高价值追求的鲜明展现，更是医者在医疗护理过程中发挥作用的重要手段。

5. 微笑的练习　国外服务行业平时非常注意微笑训练，甚至有人发明了所谓"G字微笑练习法"，即每天早晨起床后对着镜子念英文字母G，以训练笑脸，把微笑变成一件十分自然的事情。我们这里介绍一些微笑练习的方法和技巧。

微笑的时候，先要放松面部肌肉，然后使嘴角微微向上翘起，让嘴唇略呈弧形。最后，在不牵动鼻子、不发出笑声、不露出牙齿，尤其是不露出牙龈的前提下，轻轻一笑。

（1）引导练习法：闭上眼睛，调动感情，并发挥想像力，或回忆美好的过去或展望美好的未来，使微笑源自内心，有感而发。

（2）镜子练习法：使眉、眼、面部肌肉、口形在笑时和谐统一。

（3）当众练习法：按照要求，当众练习，使微笑规范、自然、大方，克服羞涩和胆怯的心理。也可以请观众评议后再对不足的地方进行纠正。

6. 微笑必须注意整体配合　微笑虽然是一种简单的表情，但要真正地成功运用，除了要注意口形外，还须注意面部其他各部位的相互配合。一个人在微笑时，目光应当柔和发亮，双眼略为睁大；眉头自然舒展，眉心微微向上扬起。这就是人们通常所说的"眉开眼笑"。除此以外，还要避免耸动鼻子与耳朵，并且可以将下巴向内自然地稍许含起。要切记不要使自己的微笑，变成假笑、媚笑、冷笑、窃笑、嘲笑、怪笑、大笑、狂笑等。一定要做到让它体现个人内心深处的真、善、美，要做到心灵的微笑。每当你烦闷、恼怒、郁郁寡欢的时候，不妨强迫自己露出笑脸，而且还可以拿着一面小镜子，对照着自己的"苦瓜脸"、"驴脸"和笑脸，哪一种会让你变得更加轻松。对着镜子的几次勉强微笑后，相信你的心情真的会好多了。试想，如果一位陌生人正对着你微笑时，你是不是感觉到有一种无形的力量推着你和他接近；如果你看到的是一张"苦瓜脸"、"驴脸"，肯定会对这种人敬而远之的。

笑，是无声的语言，但是"无声胜有声"。所以每个人都可以随身带一面小镜子，每当生气、厌恶、消沉的时候，强迫自己来个微笑，养成每天早晚"变"个笑脸的好习惯。

（王　铮）

第八章

会谈沟通咨询

会谈是人际沟通中最常见、最普遍的形式,具有沟通最一般的结构。即通过共同的代码和规则交流互通信息,并涉及语言性和非语言性的沟通方式。

第一节　会谈的种类与程序

一、会谈的种类

会谈一般可以分为三种方式:标准化会谈、非标准化会谈和半标准化会谈。

1. 标准化会谈　也称结构式会谈或控制式会谈。该方法的基本特点是具有明确的目的性,根据各类心理咨询所要了解的主要问题,事先规定会谈内容,设计好对当事人所提问题以及每个问题所要达到的目的。其程序通常是首先拟定会谈提纲、谈话指南或会谈记录等文件,其次向当事人依次提出问题,让其按要求做出回答。

美容心理诊断的一个重要目的就是排除有关心理障碍,特别是体像障碍,采用这种方式进行访谈优点很多,如控制性强、针对性明确、重点突出、节约时间。特别是在美容医生不可能有较为深刻的心理学知识的情况下,便于掌握和应用。根据美容医学的实践,可采用下述的"谈话指南"(表 8- 1)。

表 8- 1　美容心理诊断谈话指南

内　容	问　题	目　的
背景	你喜欢打扮吗	了解求美的背景
动机	你为什么要做美容手术	了解内在与外在动机
期望	你想达到何种效果	了解期望值的高低
审美观	你认为什么是美	了解审美观念
容貌自我评价	你觉得你长得怎样	了解自我体像
情绪与容貌	你为容貌烦恼吗	了解缺陷的影响
人际关系	你喜欢与他人交往吗	了解容貌对行为的影响

2. 非标准化会谈　又称非结构式会谈或无控制式会谈。该方法的基本特点是不按事先设计好的固定结构和程序进行,而是以自由会谈方式进行。其优点是容易使访谈者和对方形成心理相容,取得对方的积极配合,并在无拘束的、轻松自如的自由会谈中无戒备地倾述自己的真实感受,从而获得更为真实的资料。没有成文的设计并不是说没有目的随意会谈,而是目的更为隐蔽。因此,此方法更难以掌握。

3. 半标准化会谈　又称半结构会谈或半控制会谈。该种方法是介于标准会谈与非标准会谈之间的一种会谈方式。其特点是既有事先拟定的会谈提纲,但又不拘泥于谈话的固定方式和程序,而是根据每一位当事人的具体情况,提出相应的问题。这是最适合医疗美容接待的会谈方法。

二、美容医学会谈的具体目的

相对临床医学的其他科室,美容医学的临床会谈具有更多的目的,其中主要的是通过沟通,达到如下的目的:

1. 了解求美者的人格特点　由于美容医学的特殊目的,对求美者人格的把握显得十分重要。而在短时间内对求美者人格特点的了解,只能通过对话的方式。可以利用有关提问,了解求美者的人格。

2. 了解求美者的需要与动机　通过会谈,深入了解求美者的需要与动机,对选择合适的适应证,达到预期的手术效果十分重要。求美者的求美行为,往往均有深刻的心理学背景,没有了解深层的心理因素,就有可能要么达不到求美者的要求,要么会产生医疗纠纷。

3. 进行审美沟通　由于审美并没有一个固定的客观的标准,医生的审美观与求美者并不一定一致,这就要求在手术前尽可能地进行审美观的沟通。在审美观达不成一致的情况下,要么暂缓手术,要么只能在不违反原则的基础上,听从求美者的需要。

4. 排除心理疾病　通过会谈排除有严重心理问题的求美者,是美容医学临床会谈的一个重要任务。咨询者或美容医生,应该具有一定的医学心理学知识,能够通过会谈,鉴别常见的、严重的心理障碍的求美者。

5. 消除求美者的顾虑　由于美容医学的特殊性,针对医疗美容的伤害性顾虑特别突出,几乎所有的问题的焦点均是医疗美容技术对人体的伤害。使用恰当的语言进行解释与说明,是美容医学会谈的重要任务。

6. 开展心理疏导　在求美者手术前后的心理疏导工作是医疗美容工作中的重要程序,特别是对一些有心理问题的求美者,或者对手术效果不很满意的求美者,心理疏导会谈就更不可缺少。

三、美容医学会谈的程序

一次正式的美容医学专业性交谈,其完整过程大致可分为以下四个阶段。

1. 准备阶段　本阶段咨询师或美容医师的主要任务是做好心理上、物质上、环境上的准备,具体内容如下:

(1) 明确交谈的目的,即为什么要进行交谈、要完成的任务是什么,以及明确交谈所需要的时间。

(2) 获取有关求美者的信息,包括复习求美者电话的记录,了解其过去的有关医疗资料,这有利于咨询师或美容医师建立自信心。

(3) 列出可能出现的问题,预先考虑对策。但要注意避免有先入为主的观念或对交谈的结果抱有不切实际的期望。

(4) 必要时向其他医护人员了解与求美者有关的情况或请教有效沟通的技巧,使交谈更有把握。

(5) 写下几个准备提出的问题,以便集中话题,达到交谈的目的。

(6) 选择交谈的时间、地点和环境。时间恰当可以避免检查或治疗的干扰，地点、环境合适可以保护隐私，避免分散注意力。

2. 开始阶段　咨询师或美容医师与求美者交谈开始时应注意提供支持性气氛，即建立起信任和理解的气氛以减轻求美者焦虑，有利于求美者思想情感的自然表达。例如：

(1) 有礼貌地称呼对方。

(2) 向求美者说明本次交谈的目的和大约所需时间。

(3) 告诉求美者在交谈过程中，希望他随时提问和澄清需要加深理解的问题。

(4) 保持合适的距离、姿势、仪态及眼神接触。

交谈可以从一般性内容开始，如"今天您感觉怎么样?""你今天气色不错!"等。当求美者感到自然放松时便可转入正题。如果是与求美者第一次交谈(如收集资料、进行护理评估等)，还应做自我介绍。总之，交谈开始阶段应努力给求美者以良好的"首次印象"，这对于交谈的成功是十分重要的。

3. 展开阶段　此时的交谈主要涉及容貌美学、手术、心理问题等实质性内容。咨询人员要更多地运用各种沟通技巧，例如提出问题、询问情况、进行解释、要求澄清等，以互通信息，或者解决求美者问题，达到治疗性目的。关于交谈技巧，下面有专题介绍。这里要强调的是：在此阶段，咨询师或美容医师一方面要按原定目标引导谈话围绕主题进行；同时要尽可能创造和维持融洽气氛，使求美者无顾忌地谈出真实思想和情感。交谈中针对新发现的问题而调整或改变原定主题的情况，也是常有的和必要的。

4. 结束阶段　本阶段的主要任务是为终止交谈做一些必要的安排。例如，用看手表的方式提醒对方交谈已接近尾声，应抓紧讨论剩下的问题；对交谈内容、效果做简要的评价小结；必要时约定下次交谈的目标、内容、时间和地点等。

正式专业性交谈(特别是治疗性交谈)要有记录。一般是在交谈结束后补做记录。如果需要在交谈中边谈边记，则应向求美者作必要的解释，以免引起求美者不必要的紧张和顾虑。记录要注意保护求美者隐私。

美容咨询会谈记录表格

一般资料	姓名	性别	年龄	电话
求美主诉				
审美需要				
容貌分析				
心理评价				
结　　果				
回访记录				

这里所介绍的美容医学专业性交谈的过程，是指一次正式交谈的完整过程。非正式交谈的目的和过程则简单得多，随机性较大，往往没有明确的分段。例如，一次用药指导交谈，可能只有几句话或很简单的问答；一次小手术的术前指导交谈，内容也会很简单，不必拘泥于四段划分。

第二节　会谈的基本技能

会谈作为美容咨询师或美容医生为求美者服务以及同行沟通的一种重要手段，其成功的条件，除取决于美容咨询师或美容医生与求美者或同行之间良好的关系以外，还取决于恰当地运用各种会谈技巧。而会谈技巧与沟通关系向来是密不可分的，许多技巧本身便是通过促进沟通关系的良性发展而使沟通得以顺利展开并获得成功的。因此，在学习和运用不同会谈技巧时应避免单纯技术观点。只有将技能的运用与关爱友好等情感的注入和信任关系的建立结合起来，才会有效地发挥会谈技巧的作用。本节中所介绍的会谈技巧有：倾听、核实、提问、反映、阐释、沉默。

一、倾　听

1. 倾听的含义　倾听是指美容咨询师或美容医生全神贯注地接受和感受求美者在会谈时所发出的全部信息（包括语言的和非语言的），并做出全面的理解。也就是说，倾听除了听取求美者讲话的声音并理解其内容之外，还需注意其表情体态等非语言行为所传递的信息。因此，倾听是对求美者作为整体的人所发出的各种信息进行整体性的接受、感受和理解的过程。

2. 倾听的具体方法　美容咨询师或美容医生在会谈中首先要学会倾听。当美容咨询师或美容医生全神贯注地倾听对方的诉说时，实际上便向对方传递了这样的信息：我很关注你所讲的内容，请你畅所欲言吧！对方便会毫不顾忌地说下去，同时还会获得解决问题的希望和信心。相反，如果一位求美者滔滔不绝地向美容咨询师或美容医生诉说了自己对于即将进行的手术很担忧，害怕手术不成功，害怕痛苦，害怕后遗症，等等；但当求美者停止诉说时，这位美容咨询师或美容医生却又问：你对这次手术有什么顾虑吗？求美者马上意识到，他刚才诉说时，美容咨询师或美容医生根本就没有听。此时，求美者会立即失去继续会谈的兴趣和信心，觉得自己再怎么说也是无用的。

以下几个方面在倾听时应该力求做到：

（1）与对方保持合适的距离，面对对方。

（2）保持放松、舒适的体位和姿态。

（3）与对方的视线保持接触。

（4）必要时身体可稍向对方倾斜。

（5）避免分散注意力的举动，如东张西望，不必要地看手表等。

（6）适时地微微点头或应答，如“嗯”、“是啊”、“哦”等，以表示自己正在听。

3. 如何做到有效的倾听　倾听不同于一般的听或听见。当人在清醒时，外界各种各样的声音都会传入人的耳朵，如窗外的蝉鸣声、鸟语声、汽车声，假日做家务时音箱传来的悦耳的音乐声，上班时同事的问好声等。这些声音虽然都听到了，但都不是入神的倾听。

要做一个有效的倾听者，应注意：

（1）对于倾听所需要的时间要有充分的估计和准备，以便有足够的耐心听取诉说。

（2）要学会排除一些偶然的干扰因素（如传呼机的呼叫、其他突然的噪声干扰等），以便集中注意力。不要随意打断对方的诉说。

(3) 对于对方的诉说内容不要急于做出个人判断和评论,应让对方充分诉说,以便全面完整地理解对方的本意和真实感情。

(4) 注意全面观察对方非语言行为所传递的信息,因为非语言行为往往是真情的流露。

(5) 有效倾听的关键是倾听者应全身心地投入。其表现是在倾听时使用一些非语言行为和简单的应答,来显示自己的全神贯注和对于对方的关切,以使对方能畅所欲言。

二、核　实

核实是指美容咨询师或美容医生在倾听过程中,为了校对自己理解是否准确时所采用的技巧。在会谈中,核实是一种反馈机制,它本身便能体现一种负责精神。通过核实,求美者可以知道医护人员正在认真地倾听自己的讲诉,并理解其内容。核实应保持客观,不应加入任何主观意见和感情。

具体方法如下:

(1) 重复可以直接用对方的原话。例如:

求美者:今天要手术,昨天半夜我觉得很难受,难受得睡不着觉,胸很闷……

美容咨询师或美容医生:唔,你刚才说你半夜感到胸闷,是吗?

求美者:是的,简直喘不过气来……(继续诉说)

(2) 重复有时也可以改换一些词句,但意思不变。例如:

求美者:我的容貌很丑陋,我难以想像会对我的丈夫和儿子产生多大的影响,我真希望从来没有发生过这次灾难,但现在它……我不知道我丈夫和儿子会怎么想,他们一定很痛苦,我真担心……(因难过而说不下去)

美容咨询师或美容医生:你很为你的丈夫和儿子担心,你怕他们会因为你而非常痛苦,是吗?

求美者:是的,我实在为他们担心,我不想让他们烦恼……(继续倾诉)

在这个例子中,美容咨询师或美容医生的重复并没有完全运用求美者的原话,但意思未变。这种词语的变化可以使重复显得更为移情化,较少机械化;而且,美容咨询师或美容医生是在求美者难过得说不下去时运用重复技巧的,这对于缓解求美者情绪、使会谈继续很有好处。

(3) 在使用重复时不应加入自己的主观猜测,否则效果会适得其反。例如:

求美者:对不起,我来晚了一会儿!

美容咨询师或美容医生:你因为你来晚了而感到十分抱歉?

在这里,“十分抱歉”是美容咨询师或美容医生的主观猜测,把这种猜测强加给求美者,会使对方感到不舒服,对方会觉得这位美容咨询师或美容医生的反应太过分了,甚至有些虚伪、不认真。

三、澄　清

1. 澄清的含义　澄清即对于陈诉中一些模糊的、不完整的或不明确的语言提出疑问,以求取得更具体、更明确的信息。

2. 澄清常用的说法　“请再说一遍”,“我还不太明白,请您再说清楚一点”,“我没有完全了解您的意思,您能否具体告诉我……”,“根据我的理解,您的意思是不是……”,等等。澄清有助于找出问题的原因,有助于加强信息的准确性,不仅可以使美容咨询师或美容医生更好地理解求美者，还可以使求美者更好地理解自己。

3. 案例分析

［案例 1］

求美者 A：……我每天都喝一点酒。

美容咨询师或美容医生 A：唔，您说您每天都喝一点酒，您能说得具体点吗？比如喝哪类酒，每天喝几次，每次喝几杯……

求美者 A：（一一说明）

［案例 2］

求美者 B：我从去年到现在有过几次胸部疼痛（隆胸部位），很难受……

美容咨询师或美容医生 B：哦，对不起，打断您一下！您说有过几次胸痛，请您举个比较典型的例子，说明一下您胸痛时的具体感受，好吗？

求美者 B：（略作思考、回忆）好吧！就说最近一次吧。开始时突然觉得胸部很不舒服，气闷，接着胸骨处像受到重压一样，胸骨下面有一种特别的疼痛感，越来越厉害。我怕得要命，连忙躺在床上不敢动。大约一分多钟，疼痛逐步减轻，最后便完全消失，人也恢复如常了，但我出了一身虚汗。

［案例 3］

求美者 C：我与我的婆婆关系不好，我丈夫也无能为力。你看，我住院到现在她都没来看过我一次。

美容咨询师或美容医生 C：（点头）

求美者 C：还有我那 12 岁的儿子，实在太调皮、太贪玩。他奶奶宠得他要命，我们常为这事发生争执。我的丈夫工作忙，也没多少时间过问儿子的事，哎……

美容咨询师或美容医生 C：您儿子在念小学吧！

求美者 C：是啊，小学五年级了，明年就要上初中了！但功课不是太好。我现在住在医院里，谁来管他的功课？真怕他成绩下降……还有我们单位里的工作也让我很不放心，不知道代替我的人能不能把事情做好……我真烦死了，没办法安心养病！

美容咨询师或美容医生 C：这些事真够您操心的了。但您能不能考虑一下，最让您担心的是哪件事？

求美者 C：哦，还是儿子的功课最让我担心吧！

4. 澄清的作用和方式

（1）美容咨询师或美容医生可以直接要求求美者确切地讲出事情的某些关键性细节，如“案例 1”。

（2）可以针对求美者模糊的地方，要求求美者通过举例说明而使思考清晰起来，这不仅使美容咨询师或美容医生可以更好地理解求美者，也能使求美者更好的理解自己，如“案例 2”。

（3）当求美者同时陈述了好几个困惑的问题时，通过澄清也可以帮助美容咨询师或美容医生和求美者弄清楚最重要、最关键的问题是什么。此时，美容咨询师或美容医生便可以在求美者参与下，集中精力先解决最关键的问题，如“案例 3”。

以上说的重复和澄清，都是在倾听对方陈述时用来核实信息的技巧。这种重复和澄清，经常结合起来运用的，像“案例 1”和“案例 2”，都是先用重复引起对方的注意。得到对方确认后，再提出需要澄清的问题，从而起到了核实信息的作用。核实的技巧不仅可以使医护人员获得确切而具体的信息，弄清问题的关键，而且可以向求美者证明：倾听是用心而有效的,求美者的回答对医护人员是很有帮助的,这便直接增强了求美者的信心,促进了护患关系的良性发展,这些都对求美者的健康有利。

四、提 问

1. 提问的含义及分类

(1) 含义:提问是收集信息和核实信息的手段,而且可以引导会谈围绕主题展开。所以有人说提问是会谈的基本工具。精于提问是一个有能力的美容咨询师或美容医生的基本功。提问的有效性,将决定收集资料的有效性。

(2) 分类:提问一般分为封闭式提问和开放式提问两种类型。

2. 封闭式提问 封闭式提问是一种求美者的应答限制在特定的范围之内的提问,求美者回答问题的选择性较少,甚至有时只要求回答:“是”或“不是”。因此,封闭式提问所涉及的问题类似于考试中的是非题或单项选择题。

(1) 封闭式提问的特点:求美者能直接坦率地做出回答,使医护人员能迅速获得所需要的和有价值的信息,节省时间。其缺点是回答问题比较机械死板,求美者得不到充分解释自己想法和情感的机会,缺乏自主性;医护人员也难以获得提问范围以外的其他信息。因此,封闭式提问在治疗性会谈中的作用有限,使用较少。封闭式提问较多地用于互通信息会谈,特别适用于收集求美者资料,如采集病史和获取其他诊断性信息等。

(2) 常用的封闭式提问例句

1) 你今天觉得脸部不适比昨天好些还是差些,或者是和昨天一样没什么变化?(回答三者选一)

2) 您看了您的这些检验报告,是不是感到很担心?(回答“是”或“不是”)

3) 您的家庭中有患冠心病的吗?(回答“有”或“没有”)

4) 今天您能外出活动一下吗?(回答“能”或“不能”)

5) 您有时间进行这些锻炼吗?(回答“有”或“没有”)

有的问题虽然不是单纯的是非题或选择题,但答案也是被限制在狭小的和特定的范围之内,也应该为封闭式提问。例如:

6) 您的胸脯是在哪个部位?(回答为“某某部位”,或者用手指点该部位)

7) 您的家庭成员中谁得过冠心病?(回答是“父亲”或“母亲”,或其他亲人)

8) 您昨夜大概睡了几个小时?(回答具体的小时数)

9) 您平时经常进行哪些项目的身体锻炼?(回答为说出体育锻炼的具体项目)

10) 您在大学里学的是什么专业?(回答所学专业)

3. 开放式提问 开放式提问问题范围较广,不限制求美者的回答,可诱导其开阔思路,鼓励其说出自己的观点、意见、想法和感觉。在治疗性会谈中运用开放性问题提问,有利于求美者开启心扉、发泄和表达被抑制的感情,求美者自己选择讲话的内容及方式,有较多的自主权。医护人员可获得有关求美者较多的信息,以更全面、深入地理解求美者的想法、情感和行为。其缺点是需要较长的会谈时间。

常用开放式提问例句:

(1) 您看起来不太愉快,您有什么想法吗?请告诉我,我可以尽力帮助您。

(2) 过几天您就要动手术了,您对这次手术有什么想法,您有什么要求也请尽量提出,以便我为您提供帮助。

（3）您刚才已经知道医生给您的明确诊断了，有什么想法，您有什么要求也请尽量提出来，以便我为您提供帮助。

（4）由于您的积极锻炼，您的下肢功能已有了明显恢复，您对这有什么看法？请谈谈吧！也许对继续锻炼有利。

（5）您对于这两天为您提供的饮食感觉怎么样？有什么意见和想法请告诉我，以便我们改进。

求美者回答开放性问题并不是一件轻而易举的事。因此，医护人员对于所提出的每一个开放性的问题都应慎重考虑和选择。同时态度要特别诚恳，必要时说明提问的目的、原因，努力取得求美者的理解。当求美者确信自己的回答一定会对解决健康问题有帮助时，便会乐意而认真的回答。如果医护人员不作任何说明地突然提出一个范围很广的开放性问题，求美者会感到莫名其妙，不知从何说起，或者因为麻烦而不愿回答。

封闭式提问和开放式提问在会谈中有时是交替使用的。但要注意每次提问一般应限于一个问题，待得到回答后再提出第二个问题。如果一次就提出好几个问题要求美者回答，便会使求美者感到困惑，不知该先回答哪个问题才好，甚至感到紧张、有压力，不利于会谈的展开。

五、反　映

1. 反映的含义　反映是一种帮助求美者领悟自己真实情感的会谈技巧，也称释义。在会谈时，求美者的表诉常会有词不达意的现象发生，或者在语言或非语言行为中不自觉地流露一些言外之意。美容咨询师或美容医生通过专注而移情的倾听，领会了对方的真情实意，即可通过反映把对方的言外之意摆到桌面上来，以帮助求美者正面地确定自己的情感和思想，从而能顺利地继续会谈。因此，反映是美容咨询师或美容医生向求美者表达共鸣和反响的极好方式。

2. 案例分析　反映不能改变和曲解求美者的原意。因此，要求忽视能移情地领悟求美者意思，产生共鸣，而且要具有对求美者显露的真情实意做出正确描述的能力。请看下面的例子：

求美者 A：我来咨询已经好几次了，各种检查也做了不少，但是到现在为止，谁也没有对我的病做出明确的解释，我真不知道怎么办！

美容咨询师或美容医生 A：唔，看起来您很着急，也很烦恼？

求美者 A：可不是吗？……（继续诉说）

上列美容咨询师或美容医生准确地把求美者的情绪（着急、烦恼）点了出来，求美者从中感受到理解和同情，并受到鼓励而继续倾诉。再看下面的例子：

求美者 B：我今天很不舒服，一点力气也没有。我想输完液之后不去做其他治疗了。

美容咨询师或美容医生 B：看起来您对治疗没有信心了。

求美者 B：（沉默不语）

上列中美容咨询师或美容医生 B 的反映显然是太过分了。求美者不想做理疗并不等于对治疗没有信心。美容咨询师或美容医生 B 的反映既显示了自己对求美者缺乏理解，也暴露了自己的主观武断。

六、阐　释

1. 阐释的含义　阐释是医护人员以求美者的陈述为依据，提出一些新的看法和解释，以帮助求美者更好地面对或处理自己所遇问题的会谈技巧。前面介绍的重复、澄清、反映等技巧,都没有超出求美者自己所表达的本意。而阐释则不同,它包含了新的提议和解释。但这些新的提议和解释对求美者来说,都是可以选择的,既可以接受,也可以拒绝。最后,阐释应使求美者感到有益。阐释较多地运用于治疗性会谈之中。

2. 案例分析　一位美容咨询师或美容医生为解决求美者焦虑时运用阐释进行治疗性会谈的实例:

求美者:我在退休以前工作一直很忙的,除了许多事务性工作之外,每天都要接待和会见许多人,甚至连晚上和休假日都要抽出时间接待来访者,我觉得自己是个不可缺少的人物……可现在呢？我每天待在家里,看看报,听听广播,或者看看电视,自己弄点吃的……再没有别的事可做了,现在又生病住在医院里,唉……

美容咨询师或美容医生:哦,我能理解。您辛苦一辈子,把所有的时间和精力都用在工作上了,您很乐意帮助别人,生活过得很充实。现在您退休了,觉得没有什么更有意义的事可做了,您可能因此而感到空虚和孤独吧！您很不习惯这种赋闲的生活,是吗？

求美者:你说得没错！我确实很不习惯这种无所事事的生活……我以前虽然常常抱怨工作太忙什么的,但现在我却留恋过去那种忙碌的日子……

以上例子中,美容咨询师或美容医生的阐释都是顺着求美者的思绪而来,并没有任何主观主义的胡乱猜测,但又确实加入了美容咨询师或美容医生自己的理解和新的观点。美容咨询师或美容医生从求美者对于过去忙碌生活的津津乐道中,看出求美者热心事业、乐于助人的特点,因而提出求美者过去"生活过得很充实"的释义;又从求美者对于退休后无事可干的埋怨语言中理解了求美者的空虚感和孤独感,从而提出求美者"不习惯这种赋闲的生活"的新观点。这些释义和新观点都很自然地被求美者所接受,求美者会觉得美容咨询师或美容医生说出了他自己想说而没有说出来的心里话,这便增加了信任感,发展了良好的会谈关系,这无疑是有利于求美者问题的解决的。

在运用阐释技巧时,要注意给求美者提供接受和拒绝的机会,即让求美者作出反应。阐释的基本步骤和方法是:

(1) 尽全力寻求对方谈话的基本信息,包括语言的和非语言的。

(2) 努力理解求美者所说的信息内容(包括言外之意)和情感。

(3) 将自己的理解用简明的语言阐释给对方听,要尽量使自己的语言水平与对方的语气水平保持接近,避免使用难以理解的词语。

在阐释观点和看法时,用委婉的口气向对方表明你的观点和想法并非绝对正确,对方可以选择接受或拒绝。例如可用下列语言以求对方反应:"我这样说正确吗?""我的看法是……不知对不对?""您的意思是……对吗?"等等。

整个阐释要使对方感受到关切、诚恳和尊重,目的在于帮助求美者明确自己的问题以利解决。

七、沉　默

在会谈中恰当地运用沉默,也是一种很有用的沟通技巧。沉默既可以表达接受、关注和同情,也可以表达委婉的否认和拒绝;关键是选择什么时机、场合及运用沉默。请看下面的例子:

[案例 1]

求美者A是个老年女性,只有一个女儿,丧偶后一直与女儿女婿同住,最近因在楼梯上摔伤住院,现处于恢复期。美容咨询师或美容医生A见她表情忧虑,便安排了一次治疗性会谈。

求美者A:我快80岁了,这次摔伤骨折给家里人造成了很多麻烦。我想这次出院以后我还是住到老人院里吧,我的退休金足够我的开支了……但是……(一时难以措辞)

美容咨询师或美容医生A:(眼睛关注地注视对方,沉默而微微点头)

求美者A:但是……我又怕我女儿女婿会有想法……

美容咨询师或美容医生A:(继续沉默,并用手轻轻抚摩求美者手背)

求美者A:(觉得受到鼓励,便继续倾诉)我在女儿女婿家里住了十多年了,他们对我都不错。现在如果我住到老人院去,邻居亲友们可能会说闲话,使我女儿为难。

美容咨询师或美容医生A:(点头)那么您仍旧和女儿女婿住在一起不行吗?

求美者A:唉!我女儿女婿工作都很忙。住房又小,两室一厅,女儿女婿住一间,我和小外孙住一个小间。厅也很小,东西又多,只够一家人吃吃饭,不能住人。以前外孙小的时候,我的身子骨还硬朗,帮他们烧烧饭,照顾照顾小外孙,一家人高高兴兴的……现在外孙大了,明年都初中毕业了,人也长得高大,再和我老太婆挤在一个小房间里很不方便。现在我又摔伤了,即使慢慢好起来,也干不了什么事了,还处处要别人照顾……我真不想……唉!

美容咨询师或美容医生A:(同情地握住求美者的手)您实在不想拖累女儿女婿吗?(略停片刻)您看我是不是可以同您的女儿谈谈……

求美者A:(沉默、犹豫)

美容咨询师或美容医生A:哦,我会十分小心的。我想我可以同您的女儿商量一下您出院以后的安排,问问她有什么想法和困难。您去老人院的事只不过作为我个人的一点建议供她考虑,决不会影响您和女儿女婿的关系的。

[案例2]

求美者B为40岁的男性商人,离婚独居。美容咨询师或美容医生B走进病房为求美者B输液。

求美者B:美容咨询师或美容医生小姐,你年轻漂亮,当个公关很不错的。

美容咨询师或美容医生B:(沉默不语,低头操作)

求美者B:你身材又好,当个时装模特也够格。当美容咨询师或美容医生……(摇头)太可惜了!要不要换个行当做做?我可以替你联系、介绍……

美容咨询师或美容医生B:(瞪一下求美者,仍沉默不语,直到操作完成离去)

以上案例1中,美容咨询师或美容医生A多次运用沉默以助沟通。第一次沉默配合关切的眼神和微微点头,既可鼓励求美者继续倾诉,也给求美者一个整理自己思绪、选择措辞的机会。第二次沉默配合手的触摸,更进一步强化了鼓励作用,求美者终于畅所欲言。

在案例1中,求美者A也有一次沉默,美容咨询师或美容医生A立刻便理解了求美者A沉默的原因和含义是因为有所顾忌,美容咨询师或美容医生A的解释极好地打消了求美者A的顾忌,使求美者放心。

案例2中美容咨询师或美容医生B的沉默则有明显的否定与婉拒的含义。求美者B的语言显然已触怒了美容咨询师或美容医生B,但她努力克制自己,在难以用语言答复的情况下,她选择沉默来表明自己的态度。

第三节 会谈能力进行综合性的自我评价

测试说明：下面测试是对会谈能力的测试，请按评分标准选择合适的分数

1	对自己会谈沟通能力的满意程度	4	3	2	1
2	能较好地运用微笑以助沟通	4	3	2	1
3	能较好地运用表情和眼神以助沟通	4	3	2	1
4	恰当地进行自我介绍	4	3	2	1
5	恰当而有礼貌地称呼对方	4	3	2	1
6	在与求美者会谈前能很好地调整自己的情绪，保持镇静	4	3	2	1
7	对于沟通中发现问题和解决问题具有责任心	4	3	2	1
8	能较好地运用倾听技巧	4	3	2	1
9	能较好地运用核实（重复、澄清）技巧	4	3	2	1
10	能较好地运用提问技巧	4	3	2	1
11	能较好地运用反映技巧	4	3	2	1
12	能较好地运用阐释技巧	4	3	2	1
13	能较好地运用沉默技巧	4	3	2	1
14	鼓励对方提问	4	3	2	1
15	鼓励对方对自己的工作提出反馈意见	4	3	2	1
16	乐意接受对方积极的反馈意见	4	3	2	1
17	能对帮助自己的人表示感谢	4	3	2	1
18	会谈沟通时尊重对方隐私	4	3	2	1
19	能对自己的缺点和不周到之处表示歉意	4	3	2	1
20	能恰当地运用触摸技巧以助沟通	4	3	2	1
21	注重衣着修饰，符合专业化标准	4	3	2	1
22	恰当和及时地对求美者、家属、同事表示问候	4	3	2	1
23	乐于为求美者、家属、同事提供帮助（包括做一些分外的事）	4	3	2	1
24	有自知之明，知道自己要不断学习	4	3	2	1
25	在工作中严格要求自己，努力奉献	4	3	2	1

评分标准：每条标准后面的“4、3、2、1”为等级分，“4”为优秀、“3”为良好、“2”为合格、“1”为不合格。可根据自己的实际情况在合适的等级分上打“√”。最后将每项得分相加可得出自我评价的总得分。

诊断结果：49分以下者为不合格，应努力提高；50～74分者为合格，但水平一般；75～89分者为良好；90～100分者为优秀，表示会谈沟通能力较强。

（唐 宁）

第九章

冲突关系中的沟通

人际交往过程中的冲突是难免的，引发冲突的原因是多种多样的。譬如，利益之争、性格不合、意见分歧等。其中交流不当也是冲突发生的重要原因之一。但不论何种原因的人际冲突，化解纠纷的最重要手段是沟通。本章重点探讨与对抗性行为者、情绪激动者以及不讲理者的沟通问题。

第一节　与具有对抗性行为者的沟通

一、对抗行为的分析与对策

这里所说的对抗性行为主要是指拒绝合作、不顺从、哭闹、谩骂等行为。对抗性行为是恼恨、愤怒等情绪在行为上的反映。一般来说，对抗性行为的产生都是有原因的，也会有一个发展过程。开始时可能仅仅有点不满和抱怨，一旦发生矛盾激化，情绪失去控制，便表现为对抗，甚至带有攻击性(如谩骂等)。在医院里，各种人际关系发生矛盾几乎是不可避免的。医护人员及患者都有自尊心，都要求受到尊重。一旦发生矛盾，双方如果都采取对抗性态度和行为，便如同火上浇油，使矛盾激化以致不可收拾。因此，医护人员应掌握与具有对抗行为者进行交谈沟通的技巧，从而冷静地处理和化解矛盾。可行的做法是：

(1) 寻求多方面的信息，迅速了解导致对抗性行为的原因，以便有针对性地疏导和化解矛盾，消除对抗。

(2) 努力帮助具有对抗性行为者重新获得自我意识，让其意识到对抗行为所产生的不良影响和后果，从而恢复自我控制能力。

(3) 限制对抗性行为。有些人在失去理智的情况下，往往并不在乎自己的行为会产生什么影响和后果。因此，及时限制和制止一些具有危险性或攻击性的对抗行为也是必要的。

二、案例评估与交谈设计

(一) 案例评估

胡先生因从着火的屋子中抢救出他的女儿而造成胳膊、身体上部和面部等部位的烧伤，他已经在烧伤病房住了六周。为了防止感染，患者住院期间需要隔离，护士张某是胡先生的责任护士，因休假没有上班。实习护士小何要为胡先生清洗创面并更换敷料。

护士小何：胡先生，您好！张护士今天休假，她的工作由我代替。现在我要给您清洗创面和更换敷料，请您配合协助！

（胡先生躺着不动，只用眼看了一下小何便扭过头沉默不语。小何不得不再次催促说明）

胡先生：我的敷料向来是由张护士给我更换的，她技术好，动作很仔细，所以一点也不痛。我这人脾气不好，换敷料又费事，我想我还是不用麻烦你了，等张护士来再替我换敷料，你走吧！

请对以上胡先生的表现做出评估，把他的表面想法、情感流露和潜在愿望写在练习本上，再与下面的评估相对照。

(1) 表面想法：不愿意让实习护士替自己换敷料，坚持仍要张护士做这件事。

(2) 情感流露：因不相信实习护士的技术能力而产生对抗心理，谢绝合作。同时也有害怕心理，怕换敷料时增加痛苦。

(3) 潜在愿望：希望能由技术好的老护士来替自己换敷料（不一定是张护士），以免增加不必要的痛苦，并希望得到理解。

（二）交谈策略的设计

根据对个案资料的评估，设计交谈策略。请将你的设计写在练习本上，然后与下列设计相对照。

胡先生拒绝合作的原因其实是很简单的——对实习护士的技术能力不信任，其想法和愿望也很简单。他之所以明明知道张护士休假，却仍坚持要张护士替他换敷料，无非是找个拒绝实习护士的借口，其实只要换一位他所信任的有经验的正式护士替他换敷料，便可满足他的愿望和要求。

面对这位拒绝合作的患者，实习护士小何可以做如下选择：

选择A：惶恐地看着胡先生，沉默地站着，然后端着换药盘离开，报告护士长另作处理和解决。

选择B："胡先生，您怎么这么不相信我呢？我虽然是实习护士，但换敷料也不是第一次了，您怎么知道我做不好呢？张护士今天休息，您不让我替您换敷料，那今天就不会有别人来替您换了。这对您伤口的愈合是非常不利的。您看着办吧！"

选择C：实习护士小何知道患者胡先生不太好说话，可能会遭到拒绝。于是预先到胡先生床边与他交谈协商。下面是他们的对话：

小何：（空手走到胡先生病床边）胡先生，您好！我是实习护士小何，我曾经给您打过针，还做过生活护理，您还记得吗？

胡先生：（点头，不语）

小何：您的责任护士张老师今天休息，她不能来替您换敷料了。她的工作由我来代替，您现在需要清洗创面、更换敷料了，让我来替您做好吗？

胡先生：我的敷料向来是张护士提我更换的，她技术好，动作很仔细，所以一点也不痛。你是实习护士，技术肯定不如她。我这人很怕痛，脾气又不好，你待会儿把我弄痛了，我会骂你而且会向你的老师告状的。还是换一位技术好点的护士来吧！

小何：胡先生，您对我不熟悉、不了解，所以不相信我，这是可以理解的，也怪我平时与您接触不多，对您关心不够，我很抱歉！不过，我在这里实习已经有一段时间了，我替病人换敷料已经有好多次了，清创换敷料虽然麻烦一点，但并不是很复杂的技术，只要细心认真、动作轻柔，我相信一定不会给您增加痛苦的……

请将以上三个选择的评析写在联系本上，然后与下面评析相对照。

评析 A："选择 A"中的护士虽然沟通失败，束手无策，但作为一个没有经验的实习护士，马上离开去找护士长，也不失为一种避免冲突的办法。

评析 B："选择 B"中的护士以强硬的态度和语言来对付对抗。其中结果有两种可能：一种是使矛盾激化，对抗性继续发展，导致更严重的争吵；另一种可能是患者担心真的无人来替自己换敷料而使伤口恶化，便屈服于护士的强硬态度，而同意由这位实习护士来敷料。这两种结果都会使患者受到刺激，于康复不利。

评析 C："选择 C"是比较理想的、具有针对性的交谈方式。首先运用反映技巧，将胡先生心中不信任实习护士小何的原因点明，并表示理解，从而使护患关系贴近，使对抗气氛缓和。然后再说明自己有经验、有把握做好这件事情，使护患之间建立信任感。因此，"选择 C"的方式，使交谈成功的可能性比较大。

要想转变患者的思想观点并建立相互信任的护患关系，往往不是靠一次交谈便能奏效的。对于"选择 C"的交谈方式，胡先生仍然可能持拒绝态度。但实习护士的良好态度和交谈方式，一定已经给患者留下良好印象，这有利于信任关系的建立和发展。

第二节 与情绪失控者交谈的案例与评析

一、案例评估

张小姐，18 岁，因患胰岛素依赖型糖尿病而入院治疗。患者表现害怕接受胰岛素治疗。每次给她注射时，都要在其父母帮助下做很多动员说服工作。今天给她注射时她表现出尖叫、谩骂和手脚乱动乱踢。因此，不得不在她父亲及两位工作人员帮助下，才安全地完成注射。现在这位患者将要出院，出院后仍需长期维持胰岛素治疗。这便要由她自己或她家人进行注射操作。护士与其父母交谈后得知患者知道自己得了糖尿病之后非常悲观，甚至失去了生活的勇气。但根据患者病情，必须使她在出院前改变对胰岛素治疗的抗拒心理，以便出院后能自愿地维持治疗。

现在她的责任护士再次与她交谈：

护士：张小姐，你现在似乎已经比刚才好些了！我能和你谈谈你的治疗问题吗？

张小姐：我知道你又要谈什么短命的胰岛素了。你住嘴吧，我不要听！你这个讨厌鬼，不要老是拿胰岛素来麻烦我，我不需要什么胰岛素，我不想一辈子背着这个沉重的包袱，你走吧！

请在练习本上写出你对以上个案资料的评估，然后与下列评估相对照。

(1) 表面想法：拒绝胰岛素治疗，特别不愿意长期依靠胰岛素治疗，不愿意听护士说有关胰岛素治疗的事。

(2) 情感流露：无法接受自己如此年轻便得了糖尿病这个事实，因而极度悲观、绝望，失去生活的信心，在行动上的抗拒治疗（哭闹、谩骂等），正是这种绝望情绪的表露和发泄。

(3) 潜在愿望：哭闹谩骂行为恰恰反映了患者的脆弱无助。实际上她需要更多的同情和更耐心的帮助,以重建生活的信心。

二、交谈策略的设计

根据以上个案资料的评估来设计策略。请将你的设计写在练习本上,然后与以下设计相对照。

患者张小姐抗拒胰岛素治疗的深层次原因是对生活的悲观失望。在最美好的青春年华得了这种难治的慢性病,对患者来说无疑是个沉重的打击。因此,她的哭闹抗拒是可以理解的,与张小姐交谈,必须保持十分冷静的态度,给以深切的同情和关怀,同时进行实事求是的卫生宣传,逐步帮助她面对生病的现实,重建生活的信心。

下面几种可供选择的交谈方式,请作分析评价。

选择 A:"我来找你谈话,是为你好,是想关心你、帮助你。你应该感谢我才是,你却骂我是'讨厌鬼',叫我走开。好吧,我走,注射不注射胰岛素关我什么事……"

选择 B:"你这孩子,都快 20 岁了,怎么还这么不懂事?你的病就是要坚持用胰岛素治疗才能得到控制。你以为我们替你注射胰岛素是找你麻烦吗?那是为你好!如果我们都走开,都不去管你,你以为你会好起来吗?那真是一点希望也都没有了……"

选择 C:"你年纪这么轻就得了糖尿病,的确是件非常痛苦的事,我很理解你的心情。我要是处在你的位置,也会与你一样失去控制的!(坐在张小姐床边,抚摩她的手背)不过,请你想一想,你这样哭闹,特别是你拒绝治病,能解决问题吗?这只能使你的身体越来越坏,使你的病情更加严重,也会使你的父母更加伤心……你还这么年轻,今后的日子还很长。糖尿病的治疗虽然比较麻烦,但也并不可怕。只要你严格按医生的要求注意饮食和运动调养,同时坚持胰岛素治疗,病情是可以得到控制的,你可以坚持学习和工作,也可以结婚生子,有美满幸福的家庭……关键是坚持治疗和调养,如果只是悲观失望,甚至抗拒治疗,那就真的没有希望了……"

请把你对以上三个选择的评析写在练习本上,然后与下面的评析相对照。

评析 A:"选择 A"中的护士没有移情式的理解和同情,不能冷静地分析和对待患者的哭闹谩骂,反而受其影响而情绪失控,最后采取不负责任的态度一走了之。这种做法不仅不能消除患者的对抗心理,反而会使矛盾激化。

评析 B:"选择 B"中的护士也缺乏移情式的理解和同情,企图用指责来限制张小姐的对抗行为。如果限制无效,也会激化矛盾,不利于问题的解决。

评析 C:"选择 C"中的护士首先给患者以移情式的理解与同情,在患者情绪缓和时,采取坐在患者旁边亲密距离的抚摩等非语言方式,以利于消除对抗。然后耐心地指出哭闹和拒绝治疗的后果,说明坚持胰岛素治疗和调养可以控制病情,引发患者对疾病治疗的希望和信心。这是比较理想的交谈方式。

第三节 与不讲理者的沟通策略

一、无理冲突与发生原因

在医疗美容服务行业中的一些纠纷的发生,并找不到真实的理由,也就是说医务人员完全没有过错。发生的原因主要有几个方面：一是遇到了找麻烦的人。有些怀有不测之心的人，利用美容医学效果的主观性，故意找岔子闹事，并利用经营者息事宁人的态度，换取物质补偿；二是有一类医务人员无法事前诊断（客观能力限制）心理变态。

二、应付不讲理者的策略

不讲理的人——说话做事伤害别人的人无处不在，如不讲理的老板、同事、售货员、邻居甚至家庭成员。由于服务性工作，什么样的人都会遇到，此时应该心理有准备，选择合理的对策。

以下几种方法或许对你有帮助：

1. 迎头面对不讲理的人　心理学家盖利夫说：假如一个不讲理的人对你有这种倾向，你必须采取行动。“被动挨打只能使不讲理的人气焰更嚣张。”商务顾问克斯切德说，“不讲理的人总是寻找软弱可欺的受气包。态度果断严肃会让他的行为立刻刹车。”医疗美容服务过程中，经常会遇到不讲理的求美者。比如，一点点并发症，借此索赔数万元。处理的方式可以是“坐下来和他进行心对心的交流。告诉他，我们可以尽我们最大能力补偿，但如果这还不令他满意的话，那他只有另选解决方式，比如通过法律途径”。

2. 采取外交手段　直接面对是很有力的方法，但是还有一些更巧妙的办法。成功外交手段的核心是给对方一个体面的台阶去下。一个搞销售工作的经理举了一个例子：“我在超市出口排队等结账，这时一个顾客插在我前面。我可以忽略他，可这太窝火；我可以尖叫，但对方也可能对我尖叫；第三种更好的方法是说：‘对不起，排队从后面开始。’”这种礼貌地表示责备不满的方法，既显示了你的不快又给对方一个方便的出口。

3. 幽默的对话方式　如果用得很合适的话，幽默甚至可以使最不讲理的人从其恶毒的行迹上出轨。通讯专家卡尔说：“有一次，我和一个男人因停车发生争执。这个男人马上对我污言秽语。我打断这个脏话连篇的人，问：‘你的妈咪知道你这样和人说话吗？’这个看样子已60多岁的男人住口了，他甚至还勉强笑了一下。”卡尔最终还是得到了这个停车场地。

讽刺永远不会奏效（不讲理的人会把它看成激烈战斗的邀请语），但是对眼前情况的轻松点评有时倒可以化解一下火药味。心理学专家布莱姆，他有一个朋友擅长用幽默处理这类事情。“她的工作是填写不同部门经理的供应需求，她自然成了他们奚落的靶子。她碰巧特别矮小，”布莱姆说，“当他们口无遮拦时，她总是跳到一个椅子上，说：‘好了，至少现在我们可以眼对眼了！’这个办法在平息经理怒火上从未失效过。”“幽默”的布莱姆解释道：“显示你没有因为这些不讲理的人而手足无措。”

4. 置之不理或回避　面对冲突的难堪，置之不理或回避也是一个行之有效的办法。凡路丝在一家公司找到了一份市场营销的工作，慢慢地她注意到在每次会议上总裁总会找一个人开刀。“你是个大蠢猪！”他大吼大叫，“这不是我叫你这样做的！难道你笨得连我的话都记不住吗？”目标换来换去，但总有人会成为他攻击的靶子。终于轮到凡路丝了，在发传真时，凡路丝出现了一点点失误。总裁发现了，马上暴跳如雷，破口大骂。他刚骂出几个字，凡路丝转身就走回自己的办公室，深呼吸了一下，她知道了下一步必须怎样做。她又重新回到总裁那儿，理直气壮地对总裁说：“我不喜欢你以那种方式和我说话。”总裁打断她的话，不耐烦地说：“你不喜欢，请走路！”她立刻答道：“好的，再见！”

“当任何办法都行不通时，只有退出，”布莱姆说，“这是最后一招，但是也是你应该常记心中的。”遇到不讲理的求美顾客，有时可以用置之不理或回避的方式。例如回答他们：“我今天有十分重要的会议！”“你的要求太高了，我做不了主，需要领导开会研究”，等等，回避与他们对话。

第四节　平息人际冲突的能力测定

测试说明：下面有10道题，每道题有四个被选方案。请根据自己的实际情况，选择一个最适宜你的答案。把你选择的序号填在每题的（　　）里。

测试题

1. 要是你与同事产生了矛盾，关系紧张起来，你将怎么办（　　）
   A. 他不理我，我也不理他，他若主动招呼我，我也招呼他
   B. 请别人帮助，调节我们的紧张关系
   C. 从此不在答理他，并设法报复他
   D. 我将主动去接近对方争取消除矛盾
2. 如果你被人误解干了某件不好的事情，你将怎么办？（　　）
   A. 找他们对质，指责他们
   B. 同样捏造莫须有的事加在对方头上
   C. 置之一笑，不去理睬
   D. 要求组织上调查，弄清事实真相
3. 如果你的父母之间关系紧张，你将怎么办？（　　）
   A. 谁厉害倒向谁一边
   B. 采取不介入的态度，不得罪任何人
   C. 谁正确就站在谁一边
   D. 努力调解两人之间的关系
4. 如果你的父母老是为一些小事争吵不休，你准备怎么办？（　　）
   A. 根据自己的判断，支持其中正确的一方
   B. 尽量少回家眼不见为净
   C. 设法阻止他们争吵
   D. 威胁他们如果再争吵就不认你们为父母了
5. 如果你的朋友和你发生了严重的意见分歧，你将怎么办？（　　）
   A. 暂时避开这个问题，以后再说
   B. 请与我俩都亲近的第三者解决谁是谁非
   C. 为了友谊，迁就对方，放弃自己的观点
   D. 下决心中断我们之间的朋友关系
6. 当别人嫉妒你所取得的成就时，你将怎么办？（　　）
   A. 以后再也不冒尖了
   B. 走自己的路，不管别人持什么态度对待我
   C. 同这些嫉妒者争吵，保护自己的名誉
   D. 一如既往地工作，但同时反省自己的行为

7. 如果有一天需要你去处理某件事,可能结果会得罪你的两个好朋友,你将怎么办?( )

A. 向他们两个说明这件事的性质,想办法取得他们的谅解,再处理这件事情

B. 瞒住他们悄悄地把这件事情做完

C. 事先不告诉他们,事后再告诉得罪的一方

D. 为了不得罪他们两个,宁可不顾当时事情的重要性,也不去做这件事

8. 如果你的好朋友虚荣心太强使你很看不惯,你将怎么办?( )

A. 检查一下对方的虚荣心是否与自己有关

B. 利用各种机会劝导他(她)

C. 听之任之随他怎么做,以保持良好的关系

D. 只要他有追求虚荣心的表现,就和他争吵

9. 如果你对某一问题的正确看法被老师否定了,你将怎么办?( )

A. 向老师反映,争取老师的支持

B. 工作消极,以发泄自己的不满

C. 一如既往地认真工作,在恰当的时候向上司陈述自己的看法

D. 同老上司争吵

10. 如果你同朋友在假日活动的安排上很不一致,你准备怎么办?( )

A. 双方意见都不采纳,另外商量双方都不反对的意见

B. 放弃自己的意见接受朋友的主张

C. 与朋友争论,迫使朋友接受自己的意见

D. 到时自己单独活动,不和朋友在一起度假了

评分标准:根据下面的表格,将各题的得分相加,统计总分:m

答案 得分	题号									
	10	1	2	3	4	5	6	7	8	9
A	1	1	0	1	3	0	3	2	2	2
B	2	0	1	0	2	2	1	3	1	3
C	0	3	2	3	1	1	2	0	3	0
D	3	2	3	2	0	3	0	1	0	1

诊断结果

0~6 分:表明处理人际冲突的能力很弱。

7~12 分:表明处理人际冲突的能力较弱。

13~18 分:表明处理人际冲突的能力一般。

19~24 分:表明处理人际冲突的能力较强。

25~30 分:表明处理人际冲突的能力很强。

(刘家荣)

第十章 医疗美容纠纷原因与防范

医疗美容临床实践领域存在的一个突出问题就是医疗美容纠纷的困扰。医患纠纷多已经成为医疗美容临床实践的一个顽疾。如何防范医疗美容纠纷是美容医学临床实践的一个基本课题。本章将探讨美容医患关系的冲突、医疗纠纷的心理与沟通原因，以及医疗美容纠纷防范的一些基本方法。

第一节 美容医患关系冲突

一、医患冲突与纠纷的概念

医患冲突是一种医患之间的矛盾状态，存在于任何医患关系的自始至终。即使医患关系比较满意，并不意味着冲突就不存在。譬如，有些病人尽管对医务人员不满意，但处于对医疗有所求而没有表现出来。典型的医患冲突表现为医患纠纷。医患纠纷是指医患双方对治疗结果及其产生原因、医疗服务质量等问题产生认识分歧，而导致的利益性争议事件。一般医患关系冲突发生的原因主要由服务态度问题、医疗事故问题和满足病人要求问题等引起，其中以医务人员服务态度为最普遍的因素。美容医疗纠纷除了与一般的医疗纠纷有共性外，还有其个性，突出表现在手术效果、手术并发症，求美者本身的心理问题以及沟通本身的原因。

美容医疗纠纷常常以病人不满意美容医学结果为主要表现。在一般医疗过程中，作为外行的病人，对医疗结果的判定多数并不精确，只要没有大的差错和事故，病人很难挑剔医生的专业工作，所以，引起不满的主要原因是服务态度。在这一方面美容医学实践与一般医疗实践恰恰相反，由于服务态度引起的纠纷相对要少，而由于对美容医学治疗结果的不满引起的纠纷则较多。这是由美容医学的性质所决定的。真正成功的手术，必须得到美容受术者的认可，否则便是一种失败。

二、医患冲突与纠纷的种类

医患纠纷由医源性因素或非医源性因素而引起。医源性纠纷主要是因医务人员责任心、技术水平、服务态度、法制观念及医德医风等方面出现问题，患方利益受损而引起，故可以分为责任性、技术性、权力性、恶意性、医德性纠纷等类型；非医源性纠纷主要因患方缺乏必要的医学知识，对医疗工作产生误解、对现行医疗制度不理解及不良经济动机等因素引发,故可以分为认知性、经济性、社会性纠纷等类型。

1. 责任性纠纷　主要是指医务人员责任心不强,或违反操作规程,造成患者非正常死亡、残废、组织器官损伤、功能障碍、病情加重等不良后果,并对此种后果承担主要责任的纠纷。

2. 技术性纠纷　主要是指由于医务人员专业知识不足,技术水平太低,造成患者的非正常死亡、组织器官损伤、功能受损等不良后果引起的纠纷。这类纠纷的责任由医院方面承担。

3. 权益性纠纷　根据《中华人民共和国民法通则》和《中华人民共和国消费者权益保护法》的有关条款,患者作为国家公民和特殊医疗消费者,其权益归纳起来有近 20 余种之多。由于历史的原因,我国各级医院和医务人员对患者的权益认识不足,在医疗过程中,动辄出现侵犯患者正当权益的现象,其中不少酿成了医患权益性纠纷。对患者知情同意权的侵犯是最常见的一种。知情同意权是患者的基本权利之一。医生有权决定患者做什么手术、服什么药;患者也有权知晓自己得的什么病,选择什么方法治疗。在现实工作中,由于很多医务人员对患者的知情同意权未能给予充分的尊重,因而引发医患纠纷。

4. 恶意性纠纷　是指个别医务人员利用故意伤害、不作为等手段,使患者受到伤害,以实现其罪恶目的。故意伤害常常表现为对患者有具体侵害行为;不作为则指在患者急需救治时,采取消极态度,故意延误最佳抢救时机,从而伤害患者。

5. 医德性纠纷　主要是由医务人员的医德医风问题所引起的。这其中有的表现为个别医务人员的职业素质不高,收受、索要患者馈赠;有的表现为利用职务,侵害患者利益;有的表现在为患者服务过程中态度恶劣,行为蛮横,言语冲撞;有的医生嫉妒同行医生,在患者中中伤同事,挑拨是非;还有的医生为他人出具假诊断证明、假检查报告单等,亦应列入医德范围。

6. 认知性纠纷　主要指医患双方由于专业知识多少和学术观点不同,对临床医疗过程中所出现的疾病现象和治疗过程存在不同认识,从而引起纠纷。在临床工作中,对于并发症的认识,不仅医患之间,就是医学专家之间、医院之间产生不同看法也是经常的事情。客观地说,疾病并发症或手术并发症常给治疗工作增加难度,使患者承受不良后果,但是这种现象是患者体质变化和特殊病情结合在一起突然发生的,并非现代医学和当事医生所能预见和避免的。

7. 经济性纠纷　随着我国经济体制改革的深入,医院引入市场经济手段参与经营已成定势。患者一方消费意识和维权意识逐步增强,使得医患经济性纠纷日益突出。经济纠纷的主要表现是患者对医院的收费机制产生怀疑,从而不愿按时缴费;患者由于经济能力或其他动机拖欠医疗费用;少数患者故意逃费;患者以索赔为目的,故意寻茬制造经济纠纷;还有医院抢救因车祸等原因未付款入院的急救患者,其中有的人抢救成功后借机逃逸等。当发生医疗事故,需有医方在经济上补偿患方损失,双方对补偿数额产生争议时,也会产生医患经济性纠纷。

8. 社会性纠纷　由于社会和经济体制的转型,致使部分社会矛盾聚焦于医疗保障制度的改革。医院作为医疗保障制度的实施主体,难免与患者之间产生矛盾。例如有的患者不能适应这种改革,将不满情绪转嫁给医院,引起纠纷。

三、美容手术差错与医患冲突

美容差错和事故发生率比较高,有些美容技术虽说并不复杂,但各方面要求并不低。

譬如最常使用的隆鼻术、重睑术，甚至更为简单的美容文刺术等，看起来似乎简单，其实也有很高的要求。正是因为有些人视其简单，在没有充分技术准备的情况下仓促上阵，造成许多本不该发生的事故。近年来不少学者分析了造成美容差错与事故发生率上升的原因有以下几点。

1. 从业人员素质不高　美容医生，特别是美容外科医生的素质要求很高，除了应该有医学基础知识和技能外，还需要有一些专科的知识和技能，以及美学修养等。实际上大量从事美容医学的人员在素质上达不到要求，不仅是个体美容医生存在这类情况，就是国家开办的医院也存在此类问题。由于基本素质问题，实践中发生一些差错甚至事故在所难免。

2. 经济利益的诱惑　美容医学的发展得力于经济的刺激，但不规范的商业化或利益驱使也会给美容带来灾难。例如，有些美容医师见利忘义，冒险采用本人技术水平或医疗设备、手术材料等客观条件达不到要求的美容手术，造成毁容恶果。还有些美容医生为了招徕美容求术者，随意夸大某种美容技术效果，作虚假医疗美容广告，使美容求术者以付出经济和痛苦为代价，换来失望的结果。

3. 美容技术的滥用　由于美容队伍良莠混杂，一些人出于无知或利益的诱惑，毫不负责地滥用美容技术。其实，作为医疗美容技术的有效性往往是以损伤性为前提的，必须有条件地使用。手术美容必然损伤人的机体，能不能做，一定要看求术者的具体条件。即使是文刺术，也要有基本的无菌操作要求、文刺技巧等。事实上，这项不该有严重伤害的美容技术也使一些求术者遭受毁容的厄运。

第二节　美容医学纠纷的心理与沟通原因

一、美容医学纠纷的心理原因

近年来见于报端的美容医学司法案件比比皆是。其中有相当一部分是由于美容医学差错或事故引发的。除去此类原因，心理因素造成的也不少见，如病人的满意问题和医生的解释问题等都可能形成法律纠纷的背景性原因。

根据临床分析及有关研究证明，美容整形法律纠纷的产生，是具有一定的心理学背景的。据 Napoleon 对 10 起美国美容医疗法律纠纷研究表明，控告医生渎职的美容病人具有以下心理特征：①自恋-边界型心理为表现特征；②曾有过两次或更多次的美容整形外科手术经历；③在早期的医患关系上过于理想化；④出现了一些手术的麻烦，如并发症等；⑤病人在手术后对医生彻底失望；⑥对手术的结果极度失望。

成为被告的医生行为上具有下述一些特点：①默认或鼓励病人起初的理想化的行为；②未能充分了解病人心理痛苦的广度和深度；③没有用特定的方法改善病人的心理伤痛；④当病人对医生的看法由很好变成为很坏时，他们表现出拒绝行为，对病人无法忍受。对一些自恋-边界型病人的个案研究发现，当手术出现问题时，医生没有用有效的心理治疗方法来应付，从而导致法律纠纷。

毫无疑问，病人的心理因素是引起医疗纠纷的一个重要的背景，为防治此类纠纷的发生,美容医生必须很好把握美容求术者的心理状态与人格特征。Morgan 等曾报告了由于病人深层心理因素引起法律纠纷的美容整形外科手术的案例,通过这些案例我们可以对美容求术者心理原因造成的医患纠纷有所了解。

[实例 1]

一位 50 岁离过婚,有两个孩子的男性,因要求面部美容手术来看医生。他曾经做过美容手术,尽管手术效果很好,但是他认为手术是失败的,因而对那位男性美容外科医生很不满意。这回医生为他做了眼睑与鼻梁美容整形手术。两天后,他非常气愤地指责医生毁坏了他的面容,认为做得很不对称。在医生解释后,他的态度有所改变。在以后的两年内,他频繁要求美容手术。每次总嫌手术的效果不能令人满意,但对医生却生崇拜之心,并要求更多的美容手术。医生及时了解到该病人的病史,以及开始疑问他为什么总是对医生撒谎。在行为上,他与女性常有矛盾,对医务人员表现得过分友好和轻浮,但对护士没有经过他的同意,就抓住他的手注射很不满意。医生失去了对他实施美容手术的信心,很难再留他在医院里。病人出院后,他告诉医生他在 12 岁时曾遭受严重的感情伤害,具体细节他没有透露,但是他说,这些事对他一生的影响不可磨灭。他特意将父母的性虐待排除在外。他忍了很久才说出对一叫"Sich"的大姐的憎恨,并请教治疗阳痿的方法。医生怀疑他是否遭到过姐姐的性虐待。两年之后,当该病人参与建立了一个非营利性的保护性虐待儿童的组织,并制定计划消灭虐待者时,医生证实了当时的猜测。性虐待的威胁尽管不存在了,但是他的情感仍然受着伤害。

[实例 2]

一位 30 岁的妇女因为爱美而做了下颌截骨术。术前医生告诉她不会有肉眼可见的伤疤。手术没有产生错颌和其他损害,但是可见的疤痕使病人很不满意。由于医生没有很严肃地考虑病人对伤疤的抱怨,她打算起诉他。病人宁愿放弃工作也不愿意别人看见她的疤痕。她拒绝离开家,打算自杀,并要再次进行精神治疗。她曾遭受醉酒后的父亲的强暴,此后接受了一些治疗。她认为医生用暴力"蹂躏"其躯体,并给她带来了痛苦,所以起诉是必要的。她把医生说成"法西斯"。心理医生建议她进行长期的儿童性虐待治疗,不必急于做出手术或起诉医生的决定。但是,她是否能够听从劝告尚不清楚。

[实例 3]

一个 60 岁的妇女,在经济上能够完全独立。在她的童年时代,便成为父亲性虐待的受害者。自 55 岁以后,她先后接受了 7 位著名的美容整形外科医生 15 次美容手术,其中 8 次是在病人坚持下纠正上次手术所造成的"糟糕"的结果。在她与新的医生讲述这些时,不断地愤怒地指责曾为她手术的医生。她把医生都看做像性虐待者一样,蓄意蹂躏她的躯体。她正打算把上次经历的手术当做医疗事故起诉,并要求进一步的手术纠正她的"手术综合征"。医生听完她的讲述,了解了实情,告诉她无需进一步的手术,也没有必要起诉医生。在以后的两年里,尽管她没有起诉医生,但是仍然接连不断地做美容手术,并且认为,这是她的身体不健全的结果。

这些案例提示美容外科医生对病人心理深处探索的重要性,特别是对一些相关经历的理解有助于鉴别病人,防止纠纷。

二、医疗美容纠纷的沟通原因

在医疗美容的实践中,沟通方面的因素是医疗美容纠纷产生的最重要原因之一。由于美容医学的特殊目的,满足求美者的心理需要成为美容医学的根本目的,美容求术者的心态、对手术结果的期待,以及审美观念均需要通过沟通,才能够准确把握、疏导。应该说,没有有效沟通的美容医学实践,必定隐含着纠纷的危险。从沟通学角度来看,美容医学纠纷主要有以下一些情况:

(1)沟通得不充分,没有准确把握求美者的心态、期待,例如审美要求等。

(2)给予求美者过高的审美期待,最为常见的就是夸大了手术的美学效果。

(3)对手术中的痛苦或可能的不良结果隐瞒不宣,以致求美者没有思想准备。

(4)没有针对求美者的心理特点,采用疏导性与安慰性的语言,交流缺少人性化特点等。

第三节 美容医疗纠纷的预防

一、美容医疗纠纷的预防原则

鉴于美容医疗纠纷发生的原因,防治的措施应该从避免起因入手。应该着手建立和谐的医患关系;应有充分的解释说明;应该避免夸大手术结果,以防病人的期望值过高等。此外,还应该避免一些不必要的手术。Summit 认为对于一个有强烈美容要求的病人,要通过他们荒谬的需求看到他们的与众不同。一个成功的美容手术效果,不仅来自外科技巧,而且也需要医生同情心的参与,包括在手术的形态学结果上不能满足病人的情感需要时,延迟或拒绝手术。

二、美容受术者的鉴别与选择

为预防美容手术可能发生的纠纷,可以从选择病人入手。对此,国内外不少美容医生总结出不少好的经验。如遇到下列情况,可暂缓手术或劝患者不要手术:

(1) 患者对自己畸形不在乎,求医并不心切,只是想试试;或者畸形很轻微,而患者心思过重。对这类患者,手术后效果常不能满意。

(2) 患者认为通过美容手术才能解决婚姻和职业等问题,或成为伟大的人物。有这种想法的人不宜手术。

(3) 带着明星照片、画刊和一些人体模型,让医生模仿做手术的患者,应特别注意。

(4) 患者要求美容整形的部位不明确,而让医生决定做美容手术的器官和部位。

(5) 对要求手术绝对保密的手术者要警惕。

(6) 年幼的患者或心理上特别幼稚的成年人,由于他们有不切合实际的幻想,要求不合适的美容手术,故应暂缓手术。

(7) 家庭成员或亲属、朋友反对做美容手术的患者,因手术往往得不到肯定的评价,反而会受到谴责,而术后达不到预期满意效果。

(8) 不同的民族,由于审美观念、宗教信仰的不同,要求美容后的效果不一,绝不能以医生的意志强加给患者,这样会引起误会或效果不佳。

(9) 医生应了解病人所期望的要求,分析目前的医疗水平能否达到,然后再决定是否手术。

(10) 医生应具备较高的审美修养和审美能力,绝不能病人要求什么就做什么,这样术后很容易出现医疗失误或纠纷。

著名的整形美容医生 Thomas D. Rees 认为,为避免引起不必要的纠纷,对一些病人应拒绝手术:

(1) 指着画报要求医生把正常形态的鼻子或口唇做成某个明星的样子。

(2) 就诊者头不梳、脸不洗、衣冠不整、仪表不佳,表示他们对美没有基本的素质。

(3) 患者述说"我本人并不想做此美容手术,都是我丈夫(男友)要我手术"。

(4) 对美容医疗缺乏信心,对同一问题反复追问,表现出不信任医生的态度者。

(5) 对美容医生满口虚伪的夸奖或过高奉承的美容求术者。

(6) 过分挑剔的求术者,对一些轻微的畸形瘢痕也极端的苛求者。

(7) 对医务人员态度粗暴无礼者。

(8) 对医生治疗方案不同意的求术者。

(9) 术前拒绝照相者。

(10) 多次不按时就诊或入院者。

Rees 的 10 条标准看起来是经验之谈,实际上反映了美容求术者的心理状态。在这些求术者的行为和表现背后,恰恰是不合适美容整形手术的心理禁忌。我们可以把这些行为理解为这样一些心理特征:

(1) 求术者对美容医学的心理期望值太高,不可能达到。

(2) 求术者缺乏基本的审美修养,很难与美容医生沟通。

(3) 求术者的求美动机是纯粹外部的,而非内在的需要,如此手术也很难满足其心理需要。

(4) 求术者对美容医师不信任,会影响对手术结果的评价。

(5) 求术者的人格存在问题,也容易发生对手术的不满。

(6) 求术者属于偏执性人格的,容易对美容手术产生极端不满。

(7) 求术者的人格修养差,难于交流与理解。

(8) 医患意见分歧,在不能达成共识前是不适合手术的。

(9) 求术者的人格问题、体像障碍比较严重,不仅说明其不能正视自己的缺陷,而且还有可能不能正视术后的结果。

(10) 求术者还处于心理犹豫状态,对手术没有真正的决心,还是不做为好,否则很容易后悔。

三、预防医疗纠纷的沟通原则

充分的沟通是预防美容医学医疗美容纠纷的一个重要方面。除了其他方面的因素,沟通本身应该注意以下一些问题。

1. 语言沟通技巧　美容整形受术者来就医时或多或少都有一些心理活动或心理异常,所以我们医生说话要有耐心,解释要清楚,说话要充满同情心,尤其对于那些有严重缺陷的受术者。如果医生说话语气不耐烦甚至出语不逊,受术者在感情上是难以接受的,一旦术后效果不满意,就有产生纠纷的可能。此外医务人员在说手术效果的时候,应该尊重科学,注重现实,不可夸夸其谈,把手术效果说得过于完美,如手术效果并不像医生说得那么好的话,往往会引起受术者的不满。

2. 明确沟通内容 医生与受术者及家属沟通内容应包括:①向受术者介绍自己;②向受术者及家属交代诊疗计划;③向受术者讲解有关检查、治疗和手术的必要性和可能发生的并发症或意外;④要认真倾听受术者的问题,以准确回答,并给予适当的鼓励和抚慰;⑤手术后的病情变化和处理,要随时向受术者交代清楚。

3. 尊重受术者的权利 尊重患者的自主权已成为医疗道德的重要原则,成为构建现代医患关系的基础。患者不仅对自己疾病的病因、诊断方法、治疗原则以及可能的预后等有知情的权利,而且对医生治疗上的决定,可行使同意或否决的权利,这就是知情同意权。随着医学的发展,可供选择的治疗和手术方法很多,受术者有权根据自己的要求和经济状况进行选择。医生应尊重他们的权利。

4. 知识面广泛 由于美容外科是一门新型的边缘学科,它涉及许多学科知识。因此一个好的美容外科医生应尽可能多掌握一些整形外科、眼科、耳鼻喉科、口腔科、骨科、心理学、美学等学科的知识。我们医生只有掌握广泛的知识,才能设计出最适合受术者的治疗方案和手术方案。另外,医生要打有准备之仗、有把握之仗,对无把握或是难度大的手术,一定要请有经验的上级医生指导手术,这样才能避免一些不该发生的事故。

5. 执行谈话与签字制度 术前谈话是医生履行告知和说明义务,也是受术者对侵袭性医疗行为的危险与痛苦予以承受的意思表示。其要点是:①先要问清楚美容整形的目的,是单纯为了美容还是为了改善功能,或者两者皆有;②问清楚受术者美容整形手术后要达到什么要求。如重睑术,是希望宽一点好,还是窄一点好;是希望开扇型,还是平行型等。③医生要向受术者讲明手术方法、手术过程、手术效果、并发症等,使其有精神准备,便于与医生配合,也便于受术者下决心是否手术。医生决不能把手术效果吹得神乎其神,对可能出现的并发症及不满意结果一定要说清楚,这样受术者闹事的可能性就小。长期以来,医院执行手术、麻醉前谈话及签字制度,对于减少纠纷起到积极的预防作用。

6. 术前术后照相 术前术后进行对比照相可显示美容整形手术的效果,便于总结经验,进行学术交流。当术者对手术结果不满意时,医生还可用术前术后的对比照片进行解释和辩解。术前术后照片都不应化妆,其大小、位置、背景角度都应尽量一致,以便于对比,具有说服力。

7. 完善的病历记录 病历、术前术后病程记录、手术记录等都是重要的法律文件,要求我们医生记录时要认真,要实事求是。在发生医疗纠纷时完整的病历记录可以使医院、医生摆脱一些不必要的纠缠。

8. 注意互相补台 美容整形医生所做的手术有成功的,也有效果欠佳的。医生有擅长做某一部位手术的,有擅长做另一部位手术的,也就是说各有所长。医生之间应互相尊重、互相学习、互相帮助,绝不能互相看不起,最可恶的是互相拆台,这就存在医疗道德问题。曾经发生过,医生在受术者面前挑拨而引起纠缠不休的闹事经历。所以说,每个医生应有自知之明,谦虚谨慎,即便对外院医生做的手术,也不能故意贬低,以此来抬高自己的名气和威望,应注意互相帮助、互相补台。

(赵 琼)

参考文献

[美]Joann Baney 著．刘志刚，袁瑛译．2004．人际沟通指南．北京：清华大学出版社
陈从柏．2004．浅谈医学美容纠纷的原因及对策．中华医学美学美容杂志，(04)
陈芳，朱天申．2000．浅谈美容手术医疗纠纷及其防范．中华医学美容杂志，(1)
丁凡编译．2003．沟通的真理．北京：九州出版社
郭树忠．2003．我国美容外科的医疗纠纷与规范管理．中国美容医学，(06)
韩淑英，史文峰．2003．重视沟通技巧改善医患关系．中国卫生质量管理，(05)
何伦．1997．医患关系100问．南昌：江苏科学技术出版社
何志成，郑南南．2003．满意医疗服务的基本原则．中华医院管理杂志，(12)
胡国萍．2001．护理人员护患沟通方法调查及对策．中华医院管理杂志，(4)
姜学林，赵世鸿．2002．医患沟通的艺术．上海：第二军医大学出版社
姜学林．2005．医患沟通案例评析．北京：人民军医出版社
克言著．2005．直销沟通．北京：中信出版社
李谦编著．现代沟通学．2002．北京：经济科学出版社
李小寒．2006．护理中的人际沟通学．北京：高等教育出版社
马红，田淑琴，高居忠．2003．加强医患沟通是减少医患纠纷的重要途径．中华医院管理杂志，(11)
潘传德，王建华．2005．医患双方对医患关系认知差异性的调查分析．医学与哲学，(15)
彭晓云，周志刚，陈德添，邵宏．2004．防范美容外科纠纷的思考．中华医学美学美容杂志，(2)
时安平，周占春，李建秋，罗锦辉．1999．美容手术医患审美标准的沟通与统一．中国美容医学，(3)
王锦帆．2003．医患沟通学．北京：人民卫生出版社
魏来临，张岩著．2005．临床医患沟通与交流艺术．济南：山东科学技术出版社
徐茂，沈旭东，程军，梅雪．2006．医疗服务中医患沟通的原则和方法．东南国防医药，(02)
曾仕强，刘君政著．2004．人际关系与沟通北京：清华大学出版社
周兴亮，马继任，张冠军．2000．美容外科手术中的医疗纠纷浅析．中华医学美容杂志，(4)